Étude sur la Suppuration des Fibromyomes utérins

PAR

Le Dr Arthur GUÉRY

ANCIEN INTERNE DES HOPITAUX DE PARIS
MÉDAILLE DE BRONZE DE L'ASSISTANCE PUBLIQUE

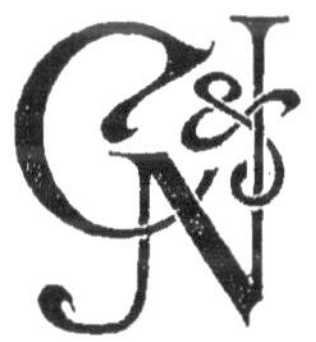

PARIS

GEORGES CARRÉ ET C. NAUD, ÉDITEURS

3, RUE RACINE, 3

—

1901

Étude sur la Suppuration

des Fibromyomes utérins

PAR

Le Dr Arthur GUÉRY

ANCIEN INTERNE DES HOPITAUX DE PARIS
MÉDAILLE DE BRONZE DE L'ASSISTANCE PUBLIQUE

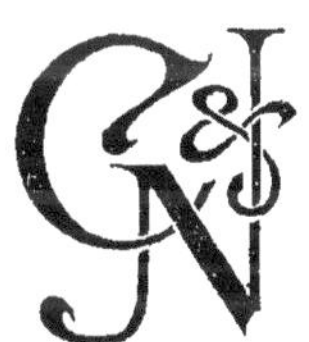

PARIS

Georges CARRÉ et C. NAUD, Éditeurs

3, RUE RACINE, 3

—

1901

DU MÊME AUTEUR

Malformations congénitales des membres inférieurs : absence du péroné.

Revue d'orthopédie, 1ᵉʳ mai 1898.

Un cas de luxation progressive du poignet (Subluxation spontanée de Madelung).

Revue d'orthopédie, 1ᵉʳ juillet 1898.

Note sur un cas de carie sèche de l'épaule.

Revue d'orthopédie, 1ᵉʳ novembre 1899.

Un cas de lipome intra-osseux de l'humérus simulant un sarcome.

Revue d'orthopédie, 1ᵉʳ mars 1900.

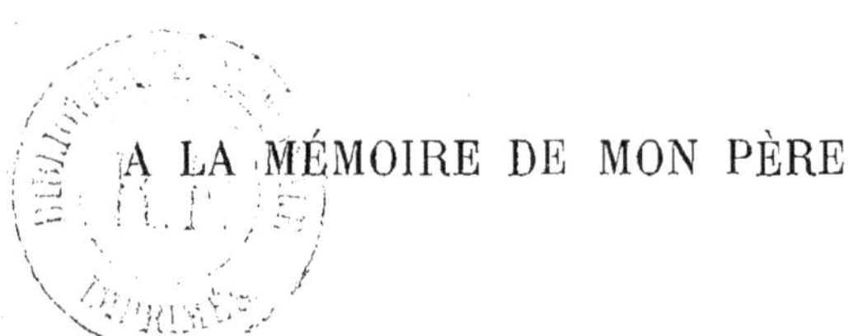

A LA MÉMOIRE DE MON PÈRE

A MA MÈRE

A MES MAITRES DANS LES HOPITAUX

A MON PRÉSIDENT DE THÈSE

MONSIEUR LE PROFESSEUR LE DENTU

PROFESSEUR DE CLINIQUE CHIRURGICALE
CHIRURGIEN DE L'HOPITAL NECKER

INTRODUCTION

Deux cas de fibromes suppurés qui nous ont été communiqués, l'un par notre maître M. le Dr Richelot (fibrome putréfié avec septicémie), l'autre par M. le Dr Morestin (fibrome rempli d'une collection purulente), nous ont donné l'idée de réunir les cas publiés jusqu'à ce jour de suppuration des fibromes utérins et d'en tirer quelques conclusions surtout au point de vue étiologique et opératoire.

Déjà ces deux cas différents nous montrent deux sortes de suppuration des fibromes : la suppuration pure ou primitive sur laquelle nous insisterons davantage et qui atteint surtout les fibromes interstitiels, et la suppuration secondaire qui se surajoute au sphacèle et à la putréfaction des fibromes, qui se manifeste surtout sur les fibromes sous-muqueux, devenant polypeux et intracavitaires et que nous étudierons principalement au point de vue des complications infectieuses ou perforantes qu'elle détermine.

Déjà nous pouvons dire que ces suppurations des fibromes sont devenues beaucoup plus rares à mesure que les progrès de la chirurgie ont permis d'enlever rapidement les tumeurs fibreuses avant qu'elles n'aient le temps de se compliquer, et surtout depuis que l'application plus répandue de l'antisepsie et de l'asepsie a fait diminuer, et tend heureusement à faire disparaître les infections utérines chirurgicales ou obstétricales.

Nous aurions voulu apporter dans ce travail des notions bactériologiques plus complètes pour élucider d'une façon plus précise la pathogénie microbienne de ces suppurations : les documents nous ont fait malheureusement défaut.

Dans l'étude de toutes les observations que nous avons réunies, une chose nous a frappé, sur laquelle nous insisterons particulièrement, c'est l'influence prépondérante de la grossesse sur le développement de ces suppurations, à la fois comme cause prédisposante par les troubles nutritifs qui se passent dans les fibromes gravidiques et comme cause déterminante par les risques d'infection au moment soit des avortements soit de l'accouchement : d'où la nécessité chez les femmes ayant un utérus à la fois fibromateux et gravide de redoubler de soins et de précautions antiseptiques.

Mais, avant de commencer cette étude, nous sommes heureux de pouvoir remercier publiquement ici les maîtres qui ont contribué par leurs conseils et leurs exemples à faire notre éducation médicale :

M. le Pr LANDOUZY et M. le Dr LETULLE dont nous avons été l'externe.

MM. les Drs FAISANS et SIREDEY dont nous avons été l'interne provisoire pendant quelques mois.

M. le Dr KIRMISSON chez lequel nous nous sommes

efforcé d'apprendre, à son exemple, pendant notre première année d'internat, la pratique consciencieuse et utile de la chirurgie infantile.

M. le Dr André Petit qui a été pour nous un maître extrêmement aimable autant qu'un clinicien intéressant et instructif.

M. le Dr Gérard-Marchant qui, depuis le temps déjà lointain où nous avons été son stagiaire à l'hôpital Laënnec, n'a cessé de nous manifester la plus extrême bienveillance, chez lequel nous avons été très heureux de faire notre troisième année d'internat dans son beau service de l'hôpital Boucicaut et qui, dans des circonstances particulièrement douloureuses, nous a témoigné une sympathie et un dévouement dont nous lui serons toujours reconnaissant.

M. le Dr Richelot chez lequel, après avoir été externe de première année, nous venons de finir notre internat, ayant largement profité de son enseignement gynécologique.

Nous remercions aussi MM. les Drs Morestin, Arrou et Demoulin dont nous avons été l'élève à des titres divers.

Nous remercions enfin M. le P^r Le Dentu du grand honneur qu'il nous fait en acceptant la présidence de notre thèse.

HISTORIQUE

Les travaux sur la suppuration des fibromes utérins
sont assez rares. La plupart des auteurs traitent du sphacèle et de la putréfaction des corps fibreux et ne parlent
qu'incidemment de la suppuration de ces tumeurs.

Beaucoup de ces travaux sont anciens.

Citons seulement pour mémoire les « observationes
medicæ raræ de Schenk, en 1665 », relatant plusiéurs
cas de calculs utérins (lapides in utero nati) qui étaient
vraisemblablement des fibromes calcifiés dont la capsule
entièrement suppurée avait permis l'élimination spontanée.

En 1749, Levret dans un mémoire sur les polypes de
la matrice et du vagin dit : ces tumeurs peuvent aussi
s'enflammer, s'ulcérer et se gangrener.

Pinault (1828) et Viardin (1834) citent des observations
de fibromes purulents.

En 1833, thèse de Duplay sur le ramollissement de
l'utérus et en particulier le ramollissement gangreneux ;
en 1835, thèse de Malgaigne sur le sphacèle des fibromes.

Scanzoni, en 1858, dans son traité pratique des maladies des organes sexuels de la femme dit:

« Il existe des observations de la formation, dans les

fibromes, d'une cavité plus ou moins grande remplie d'un liquide séreux, sanguin ou putride qui, par la fluctuation qui en résultait, rendait très difficile pendant la vie le diagnostic de corps fibreux. Une véritable *inflammation* de ces néoplasmes avec suppuration est très rare et n'affecte le plus souvent que la surface de la tumeur ».

Zienissen (1859), Braxton Hicks (1865), Saugier (1865), Seyfert-Sœxniger traitent de la purulence des myomes par calcification de la coque.

Gaillard Thomas, dans son traité clinique des maladies des femmes, insiste particulièrement sur le défaut de nutrition et l'inflammation comme cause du sphacèle.

Virchow, dans le 3ᵉ volume de la Pathologie des tumeurs (traduction française de Aronssohn, p. 351), parle surtout des fibromes interstitiels calcifiés, éliminés par suppuration de leur capsule, et des fibromes sous-péritonéaux qui suppurent par inflammation de leurs adhérences péritonéales aux organes voisins.

Sévastopoulo, dans sa thèse de 1875, sur les hystéromes, inspirée par Broca, et Lefour, dans sa thèse d'agrégation (1880), citent de nombreux cas de fibromes suppurés chez des femmes enceintes.

La thèse de Lasnier (Bordeaux, 1897-98), sur la purulence et le sphacèle des fibromes, traite avec plus de détails que les auteurs précédents la suppuration des corps fibreux.

Citons enfin, outre les nombreuses observations que nous avons réunies plus loin, la discussion à la Société de chirurgie du 6 avril 1898 sur la pathogénie et le mode d'intervention dans les fibromes sphacélés, et les deux cas de fibromes suppurés (Hartmann et Mignot, *Ann. de gynéc.*, juin 1896 ; et Morestin, *Soc. anat.*, oct. 1900) qui ont servi de base à notre travail.

ÉTIOLOGIE ET PATHOGÉNIE

Les fibromes suppurés ne sont pas très fréquents.
Une statistique de Martin parue dans le *Bulletin de la
Société Belge d'obstétrique* de décembre 1896, donne sur
201 fibromes 60 dégénérescences diverses et seulement
10 suppurations : et encore cette proportion nous paraît-
elle un peu forte.

Nous avons recueilli 94 observations de fibromes
suppurés que nous publions plus loin : mais beaucoup
sont très anciennes, les cas actuels devenant de plus
en plus rares, et sur ces 94 cas il n'y en a guère que 47
où la suppuration tienne la première place : dans les
autres, le fibrome est primitivement sphacélé et la suppuration n'apparaît que comme phénomène secondaire.

Les fibromes suppurent surtout pendant la période
génitale de 15 à 45 ans, et particulièrement de 25 à 35
ans.

Nous avons trouvé un cas de suppuration chez une
femme de 69 ans (Carter, Obs. 20).

La malade opérée par M. Morestin avait 67 ans
(Obs. 1) ; celle de Chadwick (Obs. 8), 60 ans. Dans un
cas (Bernays, obs. 2), la suppuration s'était formée nettement après la ménopause ; enfin plusieurs cas chez des
nullipares et un cas chez une vierge (Depla, Obs. 7).

L'âge du fibrome au moment où il suppure est très variable, généralement pas plus de 5 à 6 ans. Dans le cas de Carter (Obs. 20) il datait de 40 ans ; dans celui d'Hartmann (Obs. 9) de 15 ans, dans celui de Morestin (Obs. 1) de 10 ans.

Causes prédisposantes.

1° *Grossesse.* — Contrairement à l'avis du Dr Ménière (1) qui ne croit pas à la plus grande fréquence des suppurations des fibromes pendant la période gravidique, nous pensons que la cause prédisposante la plus importante est la grossesse avec toutes ses complications.

Dans les observations que nous avons recueillies, 28 fois sur 94 on peut incriminer la grossesse ou ses suites, et 19 fois la suppuration s'est faite au moment même de l'accouchement.

Pendant la période gravidique, en effet, il se produit, d'une part, des modifications de structure au niveau du fibrome qui facilitent son inflammation et que nous décrirons plus loin ; d'autre part, le fibrome, compliquant la grossesse, soit en produisant un avortement soit en nécessitant au moment de l'accouchement une intervention plus complexe (version, forceps, etc.), accroît les chances d'infection de la cavité utérine et partant les chances d'infection de son propre tissu : il y a ainsi entre

____

(1) Ménière. Art. fibromytis simple et suppurée. *Gazette de gynécol.*, 1888, n° 49.

les fibromes et l'utérus gravide *un échange de mauvais procédés* dont le cas de Gatti est le type (Obs. 69) et qui aboutit à la suppuration de la tumeur.

2° *Autres dégénérescences des fibromes.* — En dehors de la grossesse, elles sont aussi des causes prédisposantes à la suppuration : surtout la dégénérescence œdémateuse et la dégénérescence calcaire. La coque fibreuse des fibromes calcifiés suppure souvent comme nous en avons relevé plusieurs cas.

Nous n'avons pas trouvé de fibromes suppurés associés à un cancer de l'utérus, ou à un sarcome utérin.

3° *Les troubles de nutrition du fibrome.* — Surtout l'*ischémie,* de quelque cause qu'elle provienne (thèse de Lasnier, opinion de Quénu, *Soc. de chirurgie,* 1898).

Pour les fibromes sous-muqueux devenant polypeux et intracavitaires, la torsion, l'allongement du pédicule produisent des troubles de nutrition déterminant la nécrose et prédisposant à la suppuration, mais ce n'est qu'une cause prédisposante, et il faut bien pour la suppuration l'apport d'un agent microbien, car beaucoup des fibromes intracavitaires restent atteints de nécrose aseptique dans la cavité utérine, et ne commencent à s'infecter qu'au moment où ils ont franchi l'orifice externe du col (thèse de Katz).

D'autre part les fibromes sous-péritonéaux à pédicule tordu ne suppurent aussi que s'il se surajoute un élément infectieux. Mermet (1) et Guillot (2) ont présenté à

---

(1) M**ermet**. *Société anat.,* juin 1896.
(2) G**uillot**. *Société anat.,* octobre 1898.

la Société anatomique des cas d'apoplexie myomateuse par torsion du pédicule, sans qu'il y ait dans la tumeur trace de sphacèle ou de suppuration.

4° *Les traumatismes.* — Les chocs, chutes et coups sur la région abdominale.

Les interventions chirurgicales avec fautes d'antisepsie, surtout dans le cas de fibromes sous-muqueux, depuis le simple toucher vaginal ou intra-utérin jusqu'au curettage et ablation incomplète ou totale de la tumeur; la ponction d'un fibrome kystique (cas de Péan, Obs. 5).

L'injection de substance modificatrice : injection d'ergotine (cas de Gérard, Obs. 21). L'électricité agissant à la fois comme agent traumatique par l'électrode (surtout dans l'électropuncture) et comme modificateur chimique : nous avons relevé 7 cas de sphacèle et suppuration paraissant dus à l'électrisation (Obs. 22 à 28), et il faut reconnaître, sans vouloir discuter ici la valeur thérapeutique de l'électricité dans les fibromes, que sur le nombre extrèmement considérable des tumeurs fibreuses soignées par cette méthode le nombre de suppurations est extrèmement infime.

5° Enfin l'adhérence du fibrome à un organe voisin suppuré ou septique, par exemple à une trompe suppurée ou au rectum (cas de Reymond : Obs. 13).

Cause déterminante.

Toutes ces modifications histologiques, mécaniques ou chimiques prédisposent le fibrome à l'inflammation :

alors que des micro-organismes pyogènes atteignent ce fibrome et la suppuration se produira.

D'où proviennent ces agents infectieux ?.

1° *D'une infection générale,* au cours d'une maladie infectieuse grave, d'une septicémie à point de départ extra-utérin : c'est possible, mais nous n'en avons trouvé aucun exemple. Signalons seulement à ce propos l'opinion d'Aubeau et Golaz (1) et de Prochownick qui font des fibromes ou au moins de certains fibromes une manifestation de la syphilis, une gomme, se développant au niveau de la greffe placentaire d'un ovule fécondé par un syphilitique ;

2° *D'une cause locale, traumatique ou septique :*

Ou extra-utérine (ponction de la tumeur suppurée ; adhérence et rupture d'un organe voisin lui-même suppuré et septique) ;

Ou intra-utérine. *L'infection utérine* est la cause la plus fréquente. Mais cette infection utérine vient-elle de la cavité de la matrice ou préexiste-t-elle dans le fibrome ? C'est ce que nous allons discuter en quelques mots en parlant de l'origine inflammatoire des fibromes, théorie que André Claisse a développée récemment dans une thèse.

D'après lui (c'est au moins l'hypothèse qu'il admet pour les fibromes où la suppuration débute par le centre de la tumeur) cette transformation purulente ne serait que la terminaison ultime du développement du fibrome dont une inflammation périvasculaire est le stade initial.

____

(1) Aubeau et Golaz. *Semaine gynécol.,* 1898, p. 239.

Voici ce qu'il dit en effet, page 26 :

« Que sous une influence quelconque (traumatisme, accroissement rapide, grossesse, ischémie) la tumeur néoformée devienne moins résistante, que le terrain devienne plus favorable, le développement des germes se fera plus librement, leur virulence s'exaltera, et la suppuration se formera.

« Dans ce cas, la tumeur porterait en elle-même la cause de cette suppuration et il est vraisemblable que dans ces conditions l'agent pathogène est celui qui a produit l'inflammation périvasculaire, origine de la tumeur. D'où l'évolution suivante :

1° Infection subaiguë des vaisseaux utérins ;

2° Périvascularité proliférante (d'où fibromyome) ;

3° Exaltation de virulence des germes dans un terrain peu résistant ;

4° Suppuration ».

Il s'appuie, pour soutenir cette théorie de l'origine inflammatoire des fibromes, sur l'examen histologique de beaucoup de tumeurs fibreuses, et sur la présence, constatée par lui et par d'autres auteurs, de micro-organismes divers dans plusieurs fibromes normaux.

Dans trois cas Claisse a trouvé des cocci prenant le Gram, isolés ou en chaînettes, dans des fibromes en dehors de toute suppuration.

Galippe et Landouzy (1) ensemençant de l'extrait de deux tumeurs fibreuses sur des milieux divers ont vu, cultivés au bout de 48 heures à 3 jours, des micro-orga-

---

(1) *Société de biol.*, 19 février 1887.

nismes variés : les uns micrococci sphériques en amas ou en chapelets, les autres bâtonnets isolés, réunis deux à deux ou formant filaments.

Kollmann (1) a trouvé dans un fibrome deux espèces microbiennes : un microccus et bacille mésentérique.

Vedeler a constaté la présence d'amibes.

Wheaton (2), dans une tumeur fibreuse atteinte de dégénérescence œdémateuse et graisseuse, mais ni sphacélée ni suppurée, a trouvé de grandes quantités de micrococoques du genre zooglée : les uns au niveau des espaces lymphatiques, entourés d'une substance amorphe, et sans qu'il y ait aucune des petites cellules rondes caractéristiques de l'inflammation; les autres au milieu des cellules de la tumeur en groupes ou isolés.

Enfin Mermet (3) a trouvé du staphylocoque blanc dans un myome pseudo-kystique.

Cette conception de l'origine inflammatoire est séduisante pour expliquer dans les fibromes la suppuration qui ne serait ainsi que le réveil et le développement à un moment donné de l'inflammation, génératrice de la tumeur, et restée jusque-là à l'état de microbisme latent.

Peut-être s'applique-t-elle à certaines formes spéciales de fibromes, telles que les ont décrites MM. Legueu et Marien, et Pilliet.

M. Legueu et Marien (1), en effet, ont montré trois fibromes dans la paroi d'un utérus enflammé, où il sem-

---

(1) KOLLMANN. *Munich med. Woch.*, février 1898, p. 140.
(2) WHEATON. *Obst. transact.*, 1892, p. 187.
(3) MERMET. *Société anat.*, 1898.

GUÉRY.   2

blait que l'inflammation partie de la muqueuse s'était
propagée au tissu sous-muqueux et y avait déterminée
la prolifération et l'hypertrophie des éléments musculaires et fibreux.

Et M. Pilliet (2) a montré une variété de fibrome développé autour de la trompe de Falloppe enflammée dans
son trajet intra-utérin, par invagination dans la paroi du
muscle utérin de prolongements épithéliaux d'abord
pleins, puis creusés en culs-de-sac et qui s'entourent
des faisceaux musculaires dissociés.

Mais pour la grande majorité des fibromes utérins,
nous croyons, avec notre maître le Dr Richelot et comme
l'a montré Hepp (3) dans sa thèse, que ces tumeurs se
développent dans un utérius scléreux, qu'elles sont une
manifestation de la sclérose utéro-ovarienne, et qu'il y a
tous les intermédiaires entre le petit utérus scléreux,
dur, blanc, criant à la coupe (ce que M. Richelot appelle
l'utérus fibreux sans fibrome) et le gros utérus bourré
de fibromes accompagné d'ovaires scléro-kystiques.
D'ailleurs Claisse lui-même admet cet utérus scléreux
comme type d'utérus fibromateux, mais comme un type
beaucoup plus rare que l'utérus enflammé.

En effet si les fibromes ont une origine inflammatoire, s'ils sont pour ainsi dire en état de microbisme
latent, pourquoi, sur tant de tumeurs fibreuses exposées
aux mêmes causes traumatiques, si peu suppurent-elles;
pourquoi des fibromes dont la nutrition est considéra-

---

(1) Legueu et Marien. *Société anat.*, avril 1896.
(2) Pilliet. *Société anat.*, 7 mai 1896.
(3) Hepp. Sclérose utérine et métrite chronique. *Thèse*, Paris, 1900.

blement modifiée peuvent-ils subir l'apoplexie myomateuse et la nécrose sans suppurer, à moins qu'un agent
pathogène extérieur ne vienne se surajouter ? Pourquoi
enfin trouve-t-on si rarement des micro-organismes dans
les fibromes ? et surtout ces différents micro-organismes
sont-ils bien pathogènes ? Les travaux de Mengé (1) et
de Hallé sur la bactériologie du canal génital montrent
le contraire : ils ont prouvé d'abord que le gonocoque
est le seul microbe qui peut végéter sur la muqueuse
utérine saine, non ulcérée, ensuite que des nombreuses
espèces microbiennes qui végètent normalement dans
le vagin (à part le gonocoque et le streptocoque) les
espèces aérobies ne sont pas pathogènes, que les espèces
anaérobies peuvent seules le devenir, et qu'elles le deviennent seulement dans un utérus déjà atteint de métrite gonococcique ou présentant une plaie placentaire.

Ainsi sur un utérus scléreux et fibromateux, inflammation surajoutée de la muqueuse utérine, puis infection
propagée au fibrome par les vaisseaux soit sanguins soit
plutôt lymphatiques, telle est pour nous la cause déterminante la plus fréquente de la suppuration des tumeurs
fibreuses.

Quels sont les *agents pathogènes* de ces suppurations ?

Les deux grandes causes d'infection de la muqueuse
utérine étant le streptocoque dans l'infection puerpérale,
et le gonocoque dans presque toutes les métrites non
puerpérales, il est probable que ces deux agents patho-

---

(1) Menge. Bact. des genitalkanales. Leipsig, 1897.
(2) Hallé. *Thèse*, Paris, 1896.

gènes sont aussi la cause des suppurations fibromateuses, quoique pour le gonocoque nous n'ayons trouvé aucune observation le relatant.

D'ailleurs les examens bactériologiques de ces suppurations sont rares, et malheureusement les observations que nous avons recueillies ne nous renseignent pas suffisamment à ce sujet pour que nous puissions en tirer des conclusions définitives.

Nous avons trouvé 7 cas où l'examen bactériologique a été fait.

Dans deux cas, il y avait du staphylococcus pyogenes albus : ce sont les deux cas de Gatti (Obs. 69 et 70).

Dans deux autres cas, il y avait des streptocoques (Obs. 41, Martin et Obs. 8, Chadwick).

Dans deux autres cas, on a trouvé du bactérium coli. Le cas de Depla (Obs. 7) chez une vierge où cet auteur suppose que le bacille est remonté de l'anus dans les voies génitales : et celui de Reymond (Obs. 13) où par suite de l'adhérence intime de la tumeur suppurée avec le rectum, il semble bien que le microbe soit venu directement du gros intestin.

Enfin le cas d'Hartmann et Mignot (Obs. 9) où ces auteurs ont décrit dans le pus de fibromes interstitiels, au milieu de leucocytes nombreux :

« Une grande abondance de *bacilles courts, volumineux*, souvent réunis deux à deux par leurs extrémités : ce bacille se colore bien par toutes les couleurs d'aniline, mais se décolore avec la plus extrême facilité. En culture aérobie, il ne pousse rien : *en culture anaérobie*, il donne dans la gélatine, tout le long de la piqûre, une strie blanche de laquelle se détachent de petites arborescences ».

Ce micro-organisme était seul et peu abondant sur la muqueuse utérine, seul et très abondant dans le pus de la capsule des fibromes.

De plus ces auteurs l'ont retrouvé dans un kyste suppuré du vagin à contenu putride, et dans une péritonite enkystée d'origine annexielle à même contenu putride.

Morax l'a retrouvé dans une autre péritonite de même origine : Dujon l'a constaté associé au streptocoque dans une bartholinite à pus d'odeur infecte.

Ce microbe n'est pas rare dans le vagin, il rentre donc dans ces cas décrits par Hallé dont nous avons parlé, de micro-organismes anaérobies pouvant devenir pathogènes sur un utérus atteint de métrite gonococcique ou puerpérale.

Enfin, dans ces cas de fibromes suppurés qui ne se révèlent par aucun symptôme réactionnel, et qui ne sont peut-être qu'une transformation insensible du liquide des géodes des tumeurs fibreuses en dégénérescence œdémateuse, on peut se demander si on n'est pas en présence d'abcès chroniques aseptiques et amicrobiens analogues à ceux décrits par Lemière (1) et Mauclaire (2) pour les kystes hydatiques du foie, certains abcès dyssentériques de la glande hépatique, certains bubons, certaines arthrites et certaines salpingites suppurées.

---

(1) LEMIÈRE. *Thèse*, Paris, 1891.
(2) MAUCLAIRE. *Gazette des hôpitaux*, 3 février 1894.

ANATOMIE PATHOLOGIQUE

Que les fibromes soient, comme le pense Virchow (1),
des excroissances et des tuméfactions des faisceaux
musculaires avec participation des vaisseaux et du tissu
conjonctif ; que l'on en fasse plus explicitement avec
Pilliet (2) et Costes (3) des angiofibromes, dus à une
prolifération originelle du réseau capillaire vasculaire de
l'utérus, dont la tunique adventice donne naissance à
une zone de cellules embryonnaires qui se multiplient
et se développent pour constituer des rangées successivement concentriques de fibres musculaires lisses orien-
tées autour du vaisseau, tandis qu'en d'autres points les
capillaires émettent des pointes d'accroissement autour
desquelles se forment de nouveaux nodules suivant le
même processus ; ou enfin que ces tumeurs soient, ainsi
que le suppose Keiffer (4), comme la réaction hypertro-
phiante du tissu utérin autour de certains vaisseaux, ou
l'enkystement par ce tissu de tronçons vasculaires mis
hors d'usage par thrombose, compression ou tout autre

---

(1) Virchow. Path. des tumeurs, t. III, p. 343.
(2) Pilliet. *Société de biol.*, 7 mars 1896.
(3) Costes. *Thèse*, Paris, 1895.
(4) Keiffer. *Presse méd. belge*, 1898, p. 369.

processus troublant la circulation, quel que soit enfin le mode de développement des fibromes, à leur état normal, ils ont une structure uniforme que nous allons rappeler rapidement avant de décrire les modifications de structure qu'y apporte la suppuration.

Le fibromyome typique comprend un élément noble, la fibre musculaire lisse et un tissu conjonctif de soutien.

La fibre musculaire est identique à celle de l'utérus normal : grandes cellules fusiformes dont la longueur peut atteindre de 200 à 500 μ et la largeur de 4 à 10 μ.

Ces fibres musculaires lisses sont réunies entre elles par une subtance fondamentale homogène et constituent des faisceaux pourvus d'une enveloppe de tissu conjonctif : ce tissu conjonctif est formé lui-même de faisceaux de fibrilles et de cellules du type fibloblastique. Ces faisceaux diversement orientés, généralement enroulés en cercles concentriques forment la masse du fibrome. Le plus souvent le fibrome est entouré d'une capsule de tissu fibreux qui l'isole du parenchyme voisin. Cette capsule est plus ou moins épaisse : tantôt elle est unie par des adhérences fibreuses au muscle qui l'entoure ; tantôt, et plus souvent, elle en est séparée par du tissu cellulaire lâche : on y a même décrit à ce niveau des bourses séreuses (1) : c'est ce qui permet de les énucléer, et c'est ce qui, comme nous le verrons plus loin, va jouer un rôle important dans la suppuration des myomes.

Les myomes sous-péritonéaux ont en plus une enve-

____

(1) Verneuil. *Société anat.*, 1864, p. 46.

loppe séreuse qui peut aussi s'enflammer et contracter des adhérences avec les organes abdominaux : les myomes sous-muqueux sont revêtus de la muqueuse utérine sur une partie de leur surface : ces deux espèces de myomes peuvent être ou dessiles ou rattachés à l'utérus par un pédicule plus ou moins long.

La nutrition de ces tumeurs est assurée, tantôt par une artère unique localisée dans le pédicule, tantôt par une série de vaisseaux de moindre calibre disséminés d'abord dans la capsule et divergeant de là entre les lobes. La circulation veineuse est la plus développée : les veines forment un réseau périphérique dans la capsule d'enveloppe et des réseaux secondaires autour de chacun des lobules dont se compose la tumeur : ces réseaux interlobaires sont reliés par des branches inter-lobulaires au réseau d'enveloppe et celui-ci communique largement avec les veines intra-utérines qui prennent un développement considérable (1). Cruveilhier (2) avait déjà insisté sur la vascularisation veineuse des fibromes et donné comme cause de leur suppuration une phlébite de ces réseaux.

Ainsi deux choses à retenir dans la structure des fibromes au point de vue de la possibilité de leur suppuration : le *développement vasculaire* et surtout veineux expliquant la nécrose centrale possible du myome quand cette circulation est modifiée sous une cause quelconque,

---

(1) Siredey et Dantos. *Dict. de méd. et de chir. prat.* Art. Utérus.
(2) Cruveilhier. *Anat.* path. générale, t. III.

et la *capsule cellulaire* périphérique où débutera dans d'autre cas la suppuration.

1° **Suppuration à début au centre du fibrome.** — Donc, dans une première série de cas, la suppuration débute par le centre du fibrome.

Cette suppuration est préparée par les modifications histologiques du fibrome dont nous avons déjà parlé et sur lesquelles nous allons revenir rapidement.

Ce sont les dégénérescences centrales des myomes dont le type est celui se produisant pendant la grossesse, et les transformations kystiques des fibromes.

M. Cornil a étudié longuement (1) un cas de fibrome gravidique dégénéré : c'est un myome ramolli, creusé de géodes ou cavités anfractueuses de 1 à 2 centimètres, contenant un liquide muqueux épais, blanchâtre, poisseux et ayant des parois décolorées. Ce liquide renferme : quelques globules rouges, des globules blancs avec de fines granulations graisseuses, des corps granuleux ou cellules sphériques remplies de granulations graisseuses, enfin des fibres musculaires libres ou unies bout à bout. En somme, foyers de ramollissement des faisceaux musculaires avec des fibres hypertrophiées et granulo-graisseuses, dissociées par des globules blancs et des corps granuleux chargés des produits de leur désintégration.

A côté de ces géodes, il y a des îlots mortifiés, entourés d'une zone où l'on voit un grand nombre de globules blancs et de corps granulo-graisseux.

Au contraire, par place, le tissu musculaire du fibrome

____

(1) CORNIL. *Acad. de méd.*, 7 février 1893.

est en activité nutritive ; probablement le plus grand nombre des faisceaux musculaires du fibrome subissent pendant la grossesse la même hypertrophie que le reste de la paroi utérine.

Les faisceaux musculaires atteints de cette hyperémie, de cette activité nutritive voisine de l'inflammation, compriment les faisceaux interposés au point d'y arrêter la circulation sanguine et l'apport d'éléments nutritifs : ces faisceaux s'atrophient et leurs cellules se mortifient. A la suite de ce premier stade les vaisseaux turgides des muscles hypertrophiés laissent sortir les globules blancs en assez grande quantité : à la limite de la partie saine et de la partie nécrosée, ces globules migrateurs deviennent de véritables phagocytes qui se chargent des débris des granulations protéiques et des fibres musculaires privées de vie.

Sur un fibrome ainsi désagrégé par une nécrose centrale, la moindre injection surajoutée transforme en masse purulente la tumeur sphacélée : les deux cas de Galti (Obs. 69 et 70) sont un type de cette suppuration d'un fibrome pendant la grossesse. Le cas de Morestin est un exemple de suppuration après ramollissement en dehors de la grossesse.

Ces foyers purulents sont ou circonscrits ou diffus : plus souvent circonscrits en un lobe du fibrome, ils s'entourent d'une capsule pyogénique, et subissent une évolution et une terminaison analogues à celle que nous allons décrire tout à l'heure pour les suppurations à début périphérique.

Le même processus s'applique aux fibromes kystiques

suppurés : la plupart de ces kystes ne sont, en effet,
que de grandes géodes (Cruveilhier-Virchow), et qu'une
métamorphose cystoïde d'un lobe primitivement solide :
et à la suite d'un traumatisme, d'une ponction (cas de
Péan), d'une ulcération de la paroi, leur contenu se
transforme rapidement en pus : et il peut se produire
aussi parfois une quantité énorme de liquide purulent :
voir le cas de Péan et surtout celui de Bernays où il y
avait vingt-sept litres de pus (Obs. 2 et 5).

2° *Suppuration à début dans la capsule du myome.* —
L'observation d'Hartmann (Obs. 9) est caractéristique à
ce sujet : elle montre une série de fibromes interstitiels
présentant des lésions à des degrés divers : les uns
complètement putréfiés ; d'autres nécrosés au centre et
entourés d'une capsule suppurée ; d'autres enfin où la
suppuration n'existe qu'au niveau de la capsule.

C'est dans cette capsule conjonctive, dans ce tissu
cellulaire lâche et riche en lymphatiques, qu'a débuté
l'inflammation. Les agents pathogènes sont partis de la
muqueuse utérine qui, bien que paraissant saine à l'œil
nu, est fortement altérée à l'examen histologique (épithélium aplati, infiltration leucocytaire abondante dans la
couche sous-épithéliale et cessant au niveau des culs-de-
sac glandulaires) : ils ont suivi les vaisseaux et particulièrement les vaisseaux lymphatiques, comme le montre
l'infiltration embryonnaire sur leur trajet.

Au niveau de la capsule du fibrome, l'infiltration
leucocytaire est si abondante qu'il y a là une véritable
nappe purulente enveloppant des vaisseaux thrombosés.

Pendant que le fibrome est envahi à sa périphérie

par l'inflammation, son centre privé de ses moyens de nutrition se nécrose ; puis la nécrose gagne par voie centrifuge tout le fibrome, tandis que l'inflammation par voie centripète, partie de la capsule et suivant le tissu conjonctif entre les lobules, vient infecter le tissu nécrosé, à la fin toute la masse fibreuse forme un magma putrilagineux suppuré et infecté.

Ainsi dans ce cas l'inflammation périphérique cause le sphacèle central.

Cette suppuration de la capsule peut rester localisée à une partie : plus souvent elle gagne toute la périphérie du fibrome : c'est le cas des fibromes interstitiels d'Hartmann, c'est le cas de l'observation de Dance (Obs. 11) où le fibrome, baignant dans une nappe purulente, ne restait plus rattaché à sa capsule que par 4 pédicules. Ceci se produit aussi pour les fibromes calcifiés ; mais dans ce cas le fibrome calcifié reste dur et non envahi par le sphacèle, s'élimine comme un corps étranger : ce sont les calculs ou pierres utérines.

Évolution de la suppuration. — Le fibrome ainsi transformé en masse purulente pure ou putrilagineuse (que ce soit à début central, ou à début périphérique) va chercher à évacuer au-dehors le pus et les masses sphacélées qu'il contient : ce sera tantôt par le vagin (évacuation la plus naturelle et la plus bénigne), tantôt par la paroi abdominale après formation d'adhérence, tantôt après perforation dans la cavité péritonéale, dans la vessie, dans l'intestin ; terminaisons diverses que nous étudierons plus longuement aux complications.

3° **Suppuration de certains myomes sous-péritonéaux.**

— Les fibromes (1) sous-péritonéaux volumineux peuvent donner lieu à des accidents graves dus à la rotation, la torsion, le frottement ainsi que la pression sur les organes voisins.

Il en résulte des accidents inflammatoires du côté du péritoine qui tapissent ces tumeurs et des adhérences avec l'épiploon, le gros intestin ou l'intestin grêle : ces adhérences même peuvent être le siège d'inflammation violente allant jusqu'au ramollissement et à la suppuration du myome (cas de Vogel, de Rokitansky, d'Hofmeier, Obs. 36 et 37).

Le cas le plus typique est l'observation de Reymond (Obs. 13) où la suppuration du lobe postérieur du fibrome paraît bien avoir été causé par son adhérence intime au rectum ; en certains points la paroi du fibrome n'est plus formée que par les tuniques rectales enflammées ; c'est un des cas où le pus du fibrome contenait du bactérium coli.

4° *Suppuration des fibromes sous-muqueux intra-uté-rins.* — Tant que ces fibromes restent inclus dans la cavité utérine non infectée, ils sont aseptiques ; mais la muqueuse qui les recouvre est modifiée, atteinte de déformation chronique ; elle s'ulcère facilement. Que la cavité utérine vienne à s'infecter, que surtout le myome franchisse le col utérin et pénètre dans le vagin, et alors cette muqueuse superficielle du polype va s'enflammer (infection sphacélique superficielle) : en même temps le centre du polype mal irrigué par un pédicule souvent

______

(1) Virchow. Path. des tumeurs, t. III.

comprimé, et atteint de nécrose va s'infecter aussi par voie centripète : et toute la masse du myome polypeux atteinte de putréfaction va s'éliminer par fragments, pouvant produire autour d'elle des abcès dans la paroi utérine, des perforations utérines, des phlébites, des sinus utérins et de la septicémie.

Enfin autour de ces fibromes utérins de toute espèce, les annexes sont souvent restées normales, présentant parfois les lésions scléro-kystiques de la sclérose utérine. Dans 5 ou 6 cas, nous les avons trouvées suppurées.

SYMPTOMES ET COMPLICATIONS

I. — SUPPURATION EN DEHORS DE LA GROSSESSE

1) **Fibromes interstitiels ou sous-péritonéaux.**

Il y a des cas qu'aucun symptôme ne révèle : la malade de Fenerly, morte d'un cancer de l'œil, avait un fibrome suppuré dont elle ne s'était pas aperçue ; la malade de Carter, morte de bronchite, avait depuis longtemps une tumeur abdominale prise pour un kyste de l'ovaire qui ne la gênait nullement, et que l'autopsie a montré être un fibrome suppuré.

Dans l'observation d'Hartmann, la malade avait seulement un peu d'élévation de température depuis quelques jours.

D'ordinaire, cependant, il se passe du côté du fibrome qui s'enflamme des phénomènes réactionnels particuliers.

La tumeur augmente subitement et rapidement de volume : elle est douloureuse à la pression, au point hypertrophié ; elle présente des douleurs spontanées ; la malade ressent des élancements partant de la tumeur irradiant dans tout le bas-ventre, dans les reins, dans les cuisses.

A la palpation le fibrome est ramolli surtout en un point, où dans les cas classiques on sent une sorte de dépression, de godet caractéristique.

Le toucher est douloureux, par suite de l'irradiation de la sensibilité à tout l'abdomen : le palper bimanuel est très pénible ; s'il est possible, on constate souvent une immobilité de la tumeur due aux adhérences qui commencent à se produire si le lobe qui suppure est superficiel.

Enfin, souvent les pertes sont modifiées ; les métrorrhagies prennent une odeur de sphacèle, ou sont remplacées par un écoulement de pus, d'abord séro-sanguinolent, puis franchement purulent.

De plus les modifications de l'état général accompagnent ordinairement cette suppuration du myome : la céphalalgie, l'anorexie, l'amaigrissement, la fièvre, tantôt par poussée grave avec grandes oscillations comme dans l'observation de Chadwick (Obs. 8), tantôt, plus souvent, par élévation progressive de la température.

Tels sont les symptômes ordinaires de la suppuration des myomes, mais combien souvent ces phénomènes restent voilés. Dans le cas d'Hartmann et dans celui de Morestin la tumeur quoique suppurée reste complètement indolore ; dans celui de Chadwick, il n'y a aucune modification de volume de la tumeur purulente ; quelquefois il se produit seulement des phénomènes d'infection générale (cachexie, amaigrissement) sans aucun trouble apparent du côté de l'abdomen.

Marche et complications. — Si l'on n'intervient pas à cette période en enlevant le fibrome et en coupant court aux accidents ultérieurs, quelle va être l'évolution de la tumeur suppurée ?

Le pus va chercher à s'écouler au dehors.

1° *Par le vagin.* — C'est la voie la plus favorable d'écoulement : lorsqu'elle est suffisante elle peut amener la guérison au bout d'un temps plus ou moins long comme le montrent les cas de Cruveilhier, Haynes, Bates (Obs. 15, 16 et 17).

Tantôt il ne s'écoule que du pus, tantôt il sort avec le pus des débris sphacélés, quelquefois même il s'élimine en masse un fibrome calcifié dont la paroi a suppuré (Obs. anciennes de Salius et de Schenk). Dans le cas de Lebert (Obs. 29), le fibrome calcifié était sorti dans le vagin par un orifice en avant du museau de tanche.

Mais cet écoulement vaginal est souvent insuffisant pour amener la guérison de l'abcès intrafibromateux. D'une part, à cause de son abondance et sa continuité, il peut amener la mort de la malade par cachexie et infection générale ; d'autre part, même si la suppuration s'arrête au bout de quelque temps, ce peut n'être qu'une guérison apparente, et Ménière (1) cite deux cas de suppuration chronique d'un fibrome chez des malades qui paraissaient complètement rétablies après plusieurs mois de repos, puis qui pendant plusieurs années rendaient à intervalles irréguliers du pus par l'utérus.

2° *Par la paroi abdominale.* — Cette évacuation du pus aura lieu surtout dans le cas de fibromes sous-péritonéaux.

____

(1) Ménière. Fibromytis suppurée. *Gazette de gynécol.*, 1888, n° 49.

Guéry.   3

Pour qu'elle se produise, il faut que la tumeur ait contracté des adhérences avec le péritoine pariétal, puis ait ulcéré par inflammation les différentes couches de la paroi abdominale. La peau, à ce niveau, devient adhérente, épaisse, puis rougit et enfin se perfore, et il s'écoule soit du pus franc, soit plus souvent du pus mélangé à des débris de tumeurs sphacélés ou de petites masses calcaires. Comme d'ordinaire la tumeur en même temps qu'elle s'est accolée à la paroi abdominale, s'est entourée sur tout son pourtour d'une couronne d'adhérences qui la séparent de la grande cavité péritonéale, le pus et les débris sphacélés peuvent s'éliminer librement au-dehors soit spontanément, soit à l'aide d'une curette et d'un drainage, et la guérison peut survenir après un temps plus ou moins long par rétraction de la poche, et atrophie du reste de la tumeur. C'est ce qui s'est produit dans les cas de Neugebauer, Lange, Dumesnil (Obs. 18, 51 et 66).

Mais dans ces cas encore la longueur de la suppuration peut entraîner la mort par cachexie : de plus, même après guérison, il reste souvent une éventration (cas de Dumesnil).

3° *Ouverture dans des organes abdominaux.* — Cette terminaison est toujours très grave dans la vessie (cas anciens de Lesfranc, de Demarquay, Obs. 44 et 45) : on a rapidement des phénomènes de cystite et de péritonite mortels.

Dans l'intestin (Obs. de Rotureau et de Braün, Obs. 46 et 94). Dans les deux cas : mort par péritonite. Dans le cas de Rotureau, la tumeur fibreuse suppurée, en communication avec l'intestin avait une sonorité toute particulière due aux gaz intestinaux qu'elle contenait.

4° *Ouverture dans la cavité péritonéale.* — Elle est fréquente : nous en avons trouvé une douzaine de cas (Obs. 31 à 42).

Sauf le cas rare d'abcès enkysté dans une loge péritonéale, comme cela peut se produire, en particulier au niveau du cul-de-sac de Douglas pour un fibrome suppuré de la paroi postérieure, cette ouverture dans la cavité abdominale se manifeste par tous les signes d'une péritonite aiguë et se termine par la mort à brève échéance.

Telle est l'évolution ordinaire des fibromes suppurés interstitiels non opérés.

Dans certains cas plus rapidement graves, la malade est enlevée par infection générale et septicémie avant que le pus ait trouvé une issue au-dehors.

2) Fibromes sous-muqueux intracavitaires.

Nous ne voulons pas faire ici les symptômes des polypes fibreux, et fibromes sous-muqueux intracavitaires sphacélés ; ce serait en dehors de notre sujet.

Nous avons déjà montré rapidement à l'anatomie pathologique comment ils se sphacélaient, puis s'infectaient.

Ils peuvent quelquefois s'éliminer par fragments sphacélés sans déterminer d'infection grave :

Ziemssen (1) a vu s'éliminer progressivement par le vagin une tumeur sphacélée qui remontait jusqu'à deux centimètres au-dessous de l'ombilic et Baker Brown (2) cite un cas de guérison d'un polype sphacélé qui mit deux ans à s'éliminer.

Mais le plus souvent au contraire, une fois infectées, une fois atteintes de gangrène suppurée et septique, ces tumeurs intra-utérines ou intravaginales donnent lieu rapidement (et c'est le seul point sur lequel nous voulions insister ici) à des phénomènes d'infection grave, de suppurations péri-utérines (Obs. de Lelong, 54); de lymphangites et d'adénites pelviennes (Obs. de Doléris, 56); de phlébite péri-utérine (Obs. de Chantreil, 63); de septicémie, de pyohémie et embolies septiques (cas de Lediard et de Giraudeau, 57 et 65).

Ces accidents, rares aujourd'hui avec l'antisepsie. se produisaient surtout à la suite d'examens répétés, de curettage et d'ablation incomplète des tumeurs sphacélées.

Robert (3) cite plusieurs observations de septicémie et de péritonite après un simple toucher vaginal chez des malades ayant un fibrome intra-utérin sphacélé.

Molinier (4), Larey (5), Brault (6) citent le même fait après toucher vaginal et examens au spéculum répétés.

---

(1) Ziemssen. *Virchow's Archiv.*, t. XVII, p. 340.
(2) Baker Brown. *Obst. trans.*, t. I, p. 330.
(3) Robert. *Thèse*, Paris, 1885.
(4) Molinier. *Société anat.*, 1865.
(5) Larey. *Société anat.*, 1874.
(6) Brault. *Thèse*, Paris, 1880.

Et nous avons recueilli plus loin 15 observations de mort par péritonite et septicémie dans des cas analogues de fibromes sphacélés et suppurés (Obs. 53 à 65).

II. — SUPPURATION PENDANT LA GROSSESSE.

Trois sortes de cas.

1° *L'inflammation et la suppuration se développent avec la grossesse.* — Tandis que le myome gravidique subit les modifications histologiques que nous avons décrites plus haut suivant M. Cornil, il donne lieu chez la malade à des symptômes réactionnels que Lambert a décrits dans sa thèse sous le nom d'*excitation du myome.*

Chez une femme enceinte, dont l'utérus contient en outre un fibrome, on constate à une époque variable de la grossesse et souvent sans cause appréciable une augmentation subite, rapide et parfois très considérable de la tumeur fibreuse : ces phénomènes font même parfois découvrir une tumeur fibreuse restée jusque-là inaperçue. En même temps la femme ressent une douleur fixe correspondant au fibrome, douleur qui s'augmente dans l'effort et dans la station debout, et qui diminue au contraire par le repos et le décubitus horizontal.

Ces phénomènes peuvent s'arrêter là et, au bout de quelques jours de repos, tout rentre dans l'ordre.

Mais souvent les symptômes s'aggravent (c'est que à la nécrose aseptique succède la suppuration infectieuse), les douleurs se généralisent à tout le ventre, la fièvre apparaît, les vomissements, et tous les signes d'une péritonite aiguë ou subaiguë.

Dans un cas d'ailleurs peu explicite de Lefour (Obs. 71) la guérison serait venue à la suite d'écoulement du pus par le vagin.

Mais ordinairement ces phénomènes provoquent l'avortement, suivi quelquefois de l'amendement des symptômes, mais beaucoup plus souvent d'un redoublement des phénomènes infectieux.

Dans les cas d'Ashwell et de Lee (Obs. 6 et 77) il y eut péritonite rapidement mortelle ; dans celui d'Isch-Wall (Obs. 93), rupture du fibrome suppuré dans la cavité péritonéale ; dans celui de Spiegelberg (Obs. 87), septicémie, endocardite ulcéreuse et arthropathies suppurées.

Enfin, dans un cas cité par MM. Boivin et Dugès (1), la mort par péritonite survint sans que l'avortement se soit produit.

2) *La suppuration se produit après la grossesse.* — a) Une malade dont l'utérus gravide porte également un ou plusieurs fibromes vient d'accoucher : c'est soit un avortement, soit le plus souvent un accouchement pénible ayant nécessité un forceps ou une version.

La malade, les jours qui suivent la délivrance, a un peu de fièvre, les lochies ont un peu d'odeur. D'autre part, le fibrome que contient son utérus, au lieu de subir l'involution normale après un accouchement, reste volumineux, il grossit même, il devient douloureux, c'est qu'il s'enflamme et va suppurer (Obs. d'Huguier, 75).

La malade est alors exposée à toutes les complica-

---

(1) Boivin et Dugès. Traité des maladies de l'utérus, t. I, p. 69.

tions que nous avons décrites plus haut et surtout à l'infection puerpérale et à la septicémie.

b) D'autres fois à la suite de l'expulsion du fœtus, on sent dans l'utérus une tumeur que l'on prend au premier abord pour un deuxième fœtus ou pour un reste de placenta : on examine plus attentivement, on s'aperçoit que c'est une tumeur fibreuse intra-utérine généralement sphacélée et injectée, et d'ordinaire la malade meurt au bout de quelques jours d'infection puerpérale (Obs. de Moreau, 74).

3) *Fibromes restant inaperçus.* — Enfin, dans d'autres cas, le fibrome suppuré (et généralement ici la suppuration n'est pas étendue, et reste limitée au centre d'un myome nécrosé) passe inaperçu au milieu des phénomènes généraux graves d'infection puerpérale qui enlèvent la malade et restent au premier plan — la suppuration du fibrome n'est qu'une trouvaille d'autopsie. Tels sont les cas de Lever, Barnetche, Polaillon et d'autres (Obs. 78 à 86).

PRONOSTIC

Sauf les cas où la suppuration du fibrome se comporte comme un abcès chronique, le pronostic est grave.

Sur les 94 observations que nous avons recueillies, tant de fibromes suppurés que de fibromes putréfiés, il y a 70 morts : il est vrai que beaucoup de nos observations sont anciennes, et la proportion des morts dans les cas plus récents serait moindre.

Malgré cela, la suppuration des fibromes n'en reste pas moins grave.

Le pronostic est grave par les complications de toutes sortes que cette suppuration provoque en dehors ou surtout pendant la grossesse (péritonite, perforations diverses, septicémie, avortement, infection puerpérale).

Il est grave au point de vue opératoire : d'une part, les malades que l'on doit opérer sont souvent en pleine septicémie ; d'autre part, la tumeur fibreuse suppurée que l'on doit enlever est souvent tapissée d'adhérences ou en imminence de rupture intra-péritonéale, double circonstance qui augmente considérablement les difficultés de l'intervention et empêche son succès.

DIAGNOSTIC

Peut-on diagnostiquer la suppuration d'un fibrome ?

Aux symptômes, nous avons déjà parlé de ces cas où
le diagnostic est impossible. Ce sont d'une part ces
observations où la suppuration du fibrome, sorte d'abcès
chronique aseptique, ne se manifeste par aucun symptôme réactionnel et n'est qu'une trouvaille d'autopsie
chez un sujet mort d'une autre affection. Ce sont, d'autre
part, ces cas où la suppuration du fibrome n'est qu'un
accident secondaire et passant inaperçu au cours d'une
infection puerpérale. Là d'ailleurs le diagnostic n'est
pas très utile, car dans le premier cas la suppuration n'a
pas de gravité et l'indication opératoire n'a rien d'ur-
gent ; et, dans le deuxième cas, c'est contre l'infection
puerpérale qu'il est important de lutter tout d'abord.

Mais d'ordinaire la suppuration du fibrome se diagnostique ou au moins se soupçonne par l'apparition de
l'ensemble ou de plusieurs des symptômes cardinaux
que nous avons décrits plus haut : hypertrophie du
fibrome, douleur, ramollissement, fièvre et écoulement
de pus par le vagin.

Voyons rapidement avec quelles autres affections
on peut la confondre :

A. En dehors de la grossesse.

I. — *Fibromes sous-péritonéaux pédiculés.* — 1. Avec la torsion du pédicule des kystes de l'ovaire.

2. Avec la torsion du pédicule d'un fibrome (thèse de Planque, 1897).

Dans les deux cas la douleur est plus brusque, plus aiguë que dans le myome suppuré : la tumeur jusque-là mobile devient subitement immobile. Il n'y a pas de fièvre, au moins au début.

Le diagnostic du fibrome tordu est le plus difficile, surtout dans les torsions lentes ; le fibrome à pédicule tordu peut d'ailleurs se sphacéler et suppurer ensuite.

II. — *Fibromes interstitiels ou sous-péritonéaux non pédiculés.* — On peut avoir à faire le diagnostic :

1. *Avec l'hémorragie dans un myome.* Soit apoplexie myomateuse dans un fibrome à pédicule tordu : rentre dans le cas précédent ; soit rupture de vaisseaux dans un myome vasculaire : rare et très difficile. Le myome avant la rupture avait une mollesse spéciale, pouvait présenter des souffles qui avaient fait supposer sa nature.

2. *Avec le sphacèle des myomes.* Pas de fièvre, comme nous l'avons montré, tant que le sphacèle est aseptique, et n'est souvent que le premier temps de la suppuration.

3. *Avec une tumeur suppurée des annexes :*

Un kyste de l'ovaire enflammé.

Un sarcome ramolli de l'ovaire.

Un fibrome de l'ovaire suppuré.

Une collection salpingienne suppurée.

Le diagnostic est souvent très difficile, il faudra, par un toucher et un palper aussi attentifs que possible, reconnaître que la tumeur est indépendante de l'utérus ; l'hystéromètre montrera que la cavité utérine n'est pas agrandie.

Il est parfois impossible quand ces collections suppurées ont contracté des adhérences intimes avec l'utérus.

Ainsi Virchow cite un cas de sarcome ramolli de l'ovaire qui adhérait à la face antérieure de l'utérus et qui avait été pris pour un fibrome utérin kystique.

Veyssière (1) publie une observation d'une femme morte d'une tumeur abdominale compliquée de péritonite, prise pour un fibrome utérin et que l'autopsie seule a démontré être un myome fibreux suppuré de l'ovaire droit.

Enfin, Malartic et Loin (2) ont trouvé une tumeur kystique adhérente à l'utérus et paraissant en continuité absolue de tissu avec lui, et diagnostiquée fibrome utérin kystique suppuré. L'autopsie même paraissait confirmer ce diagnostic, et il fallut l'examen histologique pour affirmer qu'il s'agissait d'un kyste ovarique suppuré dont la fusion intime avec l'utérus était le résultat des adhérences produites par les poussées de pelvi-péritonite.

4. *Avec une tumeur périannexielle :*

Un phlegmon volumineux du ligament large.

Un fibrome suppuré du ligament large.

Hubert Roberts (3) publie ainsi un cas de volumi-

---

(1) Vessière. *Société anat.*, 1870, p. 383.

(2) Malartic et Loin. *Société anat.*, janvier 1900, p. 125.

(3) Hubert Roberts. *Obst. transact.*, 1899, vol. 41, p. 213.

neuse tumeur suppurée développée dans le tissu cellulaire du ligament large gauche et remplissant tout le côté gauche du petit bassin. Le col utérin ne pouvait être senti et l'utérus ne paraissait pas distinct de la tumeur. On conçoit que dans ces cas le diagnostic soit impossible.

Une hématocèle suppurée. Si l'on ne voit la malade qu'au moment où une hématocèle enkystée commence à s'infecter, on pourrait, en effet, la confondre avec un fibrome de la paroi postérieure de l'utérus en train de s'enflammer. Ce seront alors les commémoratifs, le début brusque avec symptômes d'hémorragie interne, la suppression des règles pendant quelques mois qui pourront faire éviter l'erreur.

III. — ***Fibromes suppurés intracavitaires.*** — On évitera de les confondre :

Avec un cancer végétant du col utérin.

Ici l'ulcération a envahi le col utérin lui-même et souvent les culs-de-sac : le bourrelet qui entoure la tumeur est sur le vagin lui-même, tandis que dans le cas de fibromes sortant du col utérin, on doit sentir le bourrelet utérin entourant la tumeur étranglée à ce niveau.

L'écoulement du cancer est plus sanieux et a une odeur fétide spéciale qui n'est pas l'odeur gangreneuse des polypes infectés. Enfin, l'examen histologique du fragment de la tumeur complétera le diagnostic.

Avec le fond de l'utérus retourné et sphacélé.

C'est la palpation bimanuelle attentive qui montrera l'absence de l'utérus derrière la symphyse, et c'est le cathétérisme de la cavité utérine qui prouvera le prolapsus du fond de l'organe.

Ce qui est parfois très difficile, c'est, au moment de sectionner à sa base un fibrome polypeux sphacélé ayant un pédicule très large et ayant déterminé un retournement partiel des parois utérines, de couper exactement au niveau du pédicule sans perforer l'utérus.

B. — **Pendant la grossesse**.

Nous signalerons seulement quatre cas où une erreur de diagnostic peut être commise :

1° *Fibrome suppuré* pris pour une *grossesse gémellaire* à fœtus mort et macéré : comme dans le cas d'Isch-Wall (Obs. 93).

La palpation minutieuse de l'abdomen et la constatation de plusieurs pôles et de plusieurs petites parties pourrait éviter l'erreur : mais comme il s'agit le plus souvent d'utérus polyfibromateux, de fœtus petits, à l'étroit et disposés anormalement dans la cavité utérine, on voit combien le diagnostic est difficile — il ne peut être fait que par la main introduite dans l'utérus après la sortie d'un premier fœtus.

2° *Fibrome suppuré* pris pour une *grossesse extra-utérine* avec fœtus mort et putréfié : c'est l'erreur commise par Gerdy, dans le cas de Rotureau (Obs. 46).

Mais dans le cas de grossesse extra-utérine avec fœtus putréfié, on a dû pouvoir constater l'évolution d'une tumeur latérale et distincte de l'utérus, avec signes de grossesse : elle donne une sensation de crépitation osseuse spéciale, due aux débris du squelette fœtal : puis les signes de grossesse s'arrêtent, la tumeur devient douloureuse et les signes d'infection générale s'accusent.

3° *Fibrome intracavitaire sphacélé* confondu avec *des débris de placenta putréfié*. Les commémoratifs diront si la délivrance a été complète ; mais surtout le toucher intra-utérin différenciera les débris placentaires adhérents, accolés à la muqueuse, d'un fibrome sphacélé plus mobile et pédiculisé.

4° Enfin, on pourra avoir à différencier des cas rares de *môle hydatiforme*, surtout quand l'expulsion des vésicules se fait en plusieurs fois, et que le reste de la môle se sphacèle. On aura, pour faire ce diagnostic, la coexistence d'hémorragies profuses, d'hypertrophie utérine plus rapide que dans une grossesse ordinaire, enfin l'expulsion des vésicules mélangées au sang.

TRAITEMENT

1. Traitement préventif.

Il faudra d'abord chercher à empêcher, chez une femme portant un fibrome, la suppuration de sa tumeur.

Pour cela, d'une part, traiter avec un soin tout particulier les inflammations vaginales, utérines ou annexielles qu'elle pourrait contracter et qui sont autant de causes prédisposantes à la suppuration des fibromes; d'autre part, redoubler de précautions antiseptiques dans tous les soins chirurgicaux que l'on pourra être appelé à lui donner (toucher vaginal, injection et lavages intra-utérins, curettage, électrisation), surtout dans le cas où une grossesse vient s'ajouter au fibrome. Pour cela, d'autre part, il faudra aussi déterminer la malade à se laisser opérer de son fibrome, le plus tôt possible, dès qu'il devient une cause de gêne quelconque, et avant l'apparition des complications.

2. Traitement curatif.

I. *Fibromes suppurés.* — Nous croyons que, à moins de cas particuliers que nous verrons plus loin, l'*hystérec-*

tomie abdominale est le traitement de choix des fibromes suppurés.

Déjà en 1888, Estrada (1), dans sa thèse, préconisait l'hystérectomie abdominale dans le cas de suppuration des fibromes, et citait les opinions de Dupont de Lausanne (2) et de Mann (3) qui en étaient aussi partisans.

Duncan (4) de même préfère l'hystérectomie abdominale: il la trouve un peu plus grave mais on enlève mieux toute la tumeur, on peut décortiquer les adhérences.

Vautrin (5), dans les cas de fibromes interstitiels et sans communication avec l'extérieur, admet l'hystérectomie abdominale pour les grosses tumeurs et vaginale si le fibrome est de petite dimension.

Enfin dans la discussion qui eut lieu à la Société de chirurgie, le 6 avril 1898, et qui a trait, plutôt il est vrai, aux fibromes sphacélés qu'aux fibromes suppurés purs, la plupart des chirurgiens admettent comme traitement de choix l'hystérectomie abdominale.

Donc *hystérectomie abdominale*.

Faire précéder l'opération d'une désinfection soignée du vagin, surtout dans le cas d'écoulement purulent par l'orifice du col et au besoin avant de commencer l'opération faire mettre deux points au catgut pour fermer ce col utérin.

____

(1) Espada. Trait. chir. des fibromes. *Thèse*, Paris, 1888.

(2) Dupont de Lausanne. *Revue méd. de la Suisse Romande*, 15 novembre 1885.

(3) Mann. *Amer. Journ. of obst.*, mai 1887.

(4) Duncan. *Obst. transact.*, 1894, p. 181.

(5) Vautrin. *Ann. gyn. et obst.*, août 1898.

Faire l'hystérectomie abdominale supravaginale plutôt que l'hystérectomie totale ; on ouvre ainsi une moins grande surface de cavité infectée.

Avoir soin au moment où on sectionne le col utérin d'éviter qu'il ne s'écoule aucune parcelle de liquide dans la cavité péritonéale, et de fermer de suite par quelques points de suture le moignon utérin. Dans le cas où du liquide septique se serait écoulé au moment de la section du col, on pourra faire un drainage vaginal.

Enfin tenter cette opération même dans le cas de septicémie commençante, tant que l'état général de la malade peut faire espérer encore qu'elle supportera le traumatisme opératoire. Enlever le foyer septique est pour elle la dernière chance de salut.

II. — *Fibromes sphacélés intra-cavitaires.*— On doit réaliser l'ablation totale de l'utérus fibromateux, en se gardant de mettre la portion sphacélée en contact avec le péritoine et en combinant les voies abdominale et vaginale : c'est l'opinion émise par M. Bouilly à la Société de chirurgie lors de la discussion que nous avons déjà signalée.

Si le fibrome sphacélé reste intra-utérin nous pensons qu'on peut faire d'emblée l'hystérectomie abdominale en prenant les précautions que nous avons énoncées plus haut.

Mais si la masse sphacélée a envahi le vagin, nous croyons préférable d'enlever dans une première opération vaginale toute la masse putréfiée si c'est possible, de désinfecter soigneusement les cavités vaginales et utérines pendant les jours suivants, et dans une

deuxième opération, d'enlever le reste de l'utérus par
une hystérectomie qui sera, suivant le volume de l'utérus, ou vaginale, ou abdominale.

C'est ainsi que Duncan (1) sur une malade de 36 ans
a pratiqué l'ablation par le vagin au forceps d'une masse
polypeuse gangrenée et, 12 jours après, a enlevé avec
succès par hystérectomie abdominale la matrice qui contenait un autre volumineux fibrome sphacélé.

Mais si par la voie vaginale on ne peut enlever toute
la masse putréfiée, il est préférable, à condition que la
malade ne soit pas trop affaiblie, de terminer dans une
même séance, en combinant la voie vaginale et la voie
abdominale, toute la masse utérine. On laissera ensuite
tous les drainages nécessaires, au besoin un double drainage abdominal et vaginal ; mais cette ablation totale est
la seule chance de salut pour la malade, car en laissant
dans la cavité utérine une masse putréfiée incomplète-
ment enlevée, et dont l'infection aura été exagérée par
le traumatisme chirurgical, on aggraverait encore plus
l'état de la malade.

Enfin à côté de ces cas types, il y a bien des cas particuliers où on doit poser des indications spéciales, et sur
lesquelles nous ne pouvons pas insister.

Ainsi un fibrome sous-péritonéal suppuré adhérent à
la paroi abdominale doit parfois être drainé localement et
enlevé secondairement quand la suppuration est tarie ;
pour un fibrome suppuré dont le contenu s'écoule facilement par le vagin, il y a peut-être intérêt, si la suppu-

---

(1) DUNCAN. *Obst. transact.*, 1894, p. 181.

ration n'est pas très abondante, à faire des lavages désin-
fectants et à retarder un peu l'ablation utérine ; dans
certains cas on peut faire l'ablation séparée d'un fibrome
à pédicule tordu, dont le contenu a suppuré après avoir
été atteint de nécrose, ou bien la myomectomie d'une
tumeur fibreuse facilement énucléable ; dans d'autres cas
enfin une masse fibreuse suppurée adhérente partout ne
peut pas être enlevée, et on doit se contenter de drainages multiples.

Mais en tout cas, le meilleur traitement s'il est possible
sera l'hystérectomie, et presque toujours l'hystérectomie
abdominale. Nous avons réuni dans nos observations
22 cas d'hystérectomie abdominale pour fibromes suppurés : il y a eu 15 morts et 7 guérisons, la proportion de
morts est considérable, mais il faut remarquer que beaucoup de ces malades ont été opérés en pleine septicémie
et que l'opération était leur dernière chance de guéri-
rison.

III. — *Fibromes pendant la grossesse.* — Nous n'insisterons pas sur les indications compliquées que
peut faire naître la suppuration des fibromes pendant la
grossesse.

D'abord traiter par le repos absolu et tous les anti-
phlogistiques ces premiers phénomènes d'excitation du
myome que nous avons décrits et on évitera peut-être la
suppuration.

Dans les cas où ces phénomènes prennent une marche
galopante, Varnier (1) conseille l'avortement provoqué.

(1) Varnier, 1886. *Annales gynéc.*

Quand la suppuration s'est produite, on peut quelquefois faire la myomectomie (fibromes sous-péritonéaux ou interstitiels) sans ouvrir l'utérus et sans interrompre la grossesse, c'est l'intervention idéale. Vautrin en cite 8 cas dont une seule mort.

Dans la majorité des cas, on sera appelé à faire, suivant des indications différentes, soit l'hystérectomie abdominale après avortement spontané, soit l'hystérectomie abdominale après avoir provoqué un accouchement prématuré, si l'enfant est vivant, soit plus rarement enfin l'opération de Porro.

OBSERVATIONS

I

FIBROMES EN DEHORS DE LA GROSSESSE

I. — Fibromes suppurés proprement dits.

1. OPÉRÉS

A. Guérison.

OBSERVATION 1. — MORESTIN, in *Bull. Soc. anat.*, octobre 1900.

Volumineux fibrome suppuré de l'utérus chez une femme de 67 ans. Hystérectomie abdominale. Guérison.

Pauline V..., âgée de 67 ans, entrée le 12 septembre 1900 à l'hôpital Tenon, salle Delessert, dans le service de M. Lejars que je remplaçais. Elle a eu 4 enfants : ses grossesses ont été normales, les accouchements réguliers et leurs suites très simples.

Depuis plus de 10 ans on a constaté chez elle l'existence d'une tumeur abdominale ; déjà volumineuse au moment de cet examen, elle remontait sans aucun doute à une époque bien antérieure.

Pendant ces 10 années, la malade a été soumise à l'observation de divers médecins qui tous firent le diagnostic de kyste de l'ovaire.

Cette femme n'était déjà plus jeune, elle était fort pusillanime : sa tumeur l'incommodait fort peu ; l'idée de s'en séparer ne lui vint

donc pas spontanément. D'autre part ses conseils médicaux étaient
peu enclins à admettre les indications chirurgicales : l'affection fut
donc abandonnée à sa marche naturelle.

Il y a un mois des symptômes inquiétants se montrèrent avec une
grande brusquerie : le ballonnement du ventre, la fièvre, les vomissements répétés firent penser à une péritonite. Le calme revint
au bout de quelques jours : mais tandis que s'apaisait la crise
aiguë, on vit sourdre par le vagin un écoulement de pus jaunâtre;
d'abord modéré il devint bientôt d'une abondance extrême, et c'est
dans ces conditions qu'il persiste encore : les linges, les draps sont
constamment souillés.

En même temps, l'état général s'altère graduellement ; la malade pâlit, jaunit, et, déjà âgée, paraît beaucoup plus vieille que
son âge.

La langue est sèche, rôtie, et, le soir, il y a du subdélire et de
l'agitation. Le thermomètre n'indique pourtant pas d'élévation de
température.

Le ventre est déformé par une volumineuse tumeur dont la
saillie prédomine surtout du côté droit : elle remonte jusqu'à mi-
distance de l'ombilic et de l'appendice xyphoïde. Indolente à la
palpation, elle est arrondie, globuleuse, mobile, se laissant déplacer
en totalité de droite à gauche et réciproquement.

Sa consistance est uniforme, ferme, mais on y perçoit assez
nettement une fluctuation profonde.

Au toucher, on sent le col petit, remonté, avec un orifice externe
béant, un peu plus large que normalement. Il n'y a rien dans les
culs-de-sac ; le petit bassin semble vide. Le col suit les mouvements de la tumeur : d'autre part on ne peut sentir un corps utérin
distinct de la tumeur : celle-ci paraît être l'utérus lui-même ou
tout au moins un produit qui lui adhère d'une façon bien intime
et semble ne tenir qu'à ce seul organe.

L'inspection, au spéculum, montre que le pus s'échappe de
l'orifice utérin lui-même, l'hystéromètre s'enfonce à 7 ou 8 centimètres : chaque fois qu'on le retire on voit sourdre une nouvelle
quantité de pus.

Différentes hypothèses sont alors soutenues : celle d'un kyste suppuré de l'ovaire découlait du diagnoctic porté antérieurement : il fallait, pour que la chose fût vraisemblable, accepter qu'une communication s'était établie entre le kyste et la cavité utérine, ce qui eût été tout à fait étrange. La suppuration des kystes ovariens amène en outre des phénomènes péritonéaux beaucoup plus accentués. Ici la mobilité restait entière et l'indolence complète : je pensais donc qu'il s'agissait, soit d'un fibrome infecté et ramolli, soit d'une pyométrose avec grande distension.

On aurait constaté, paraît-il, du sucre dans ses urines il y a quelque temps : mais l'examen fait dans le service n'a révélé aucune trace de glycosurie.

Il était bien clair que la pauvre femme ne pouvait plus résister bien longtemps. L'indication d'agir était pressante : mais l'âge de la malade, l'état de dépression et d'infection où elle était plongée m'inspiraient naturellement de grandes inquiétudes et c'est sans enthousiasme que je me décidai à l'opérer le 17 septembre.

Je fis la laparotomie : la tumeur était bien utérine : c'était un utérus globuleux, gros comme une tête d'adulte : il adhérait par sa face antérieure à la paroi abdominale dans la région de l'ombilic, adhérences fibreuses déjà anciennes qui durent être tranchées avec les ciseaux : ce fut la seule petite difficulté opératoire.

Tout le reste fut très simple : je pratiquai l'hystérectomie subtotale en sectionnant de haut en bas les deux ligaments larges et en creusant le col de manière à n'en laisser qu'une collerette adhérente à l'insertion vaginale. Au dernier coup de ciseau, coupant le col utérin transformé en un étroit pédicule renfermant la cavité cervicale, il s'écoula un peu de pus (une cuillerée à café à peu près). Fort heureusement la protection du ventre était bien assurée et le moignon attiré par des pinces se trouvait bien à l'extérieur. Il fut facile de le bien essuyer et de le rôtir au thermocautère : ensuite, il fut enfoui sous un triple rang de sutures dont le dernier refermait complètement le péritoine pelvien. Un drain fut laissé, plongeant dans le Douglas, et sortant au-dessus du pubis : le ventre fut refermé par trois plans de suture.

On s'aperçut alors que le vagin était plein de pus et qu'il en avait coulé beaucoup entre les jambes de la malade. Or, on avait procédé, avant l'opération, à une soigneuse irrigation du vagin : c'était donc pendant l'intervention opératoire qu'avait eu lieu cette effusion de pus sous l'influence des manipulations dont l'utérus avait été l'objet. Il fallut faire une nouvelle injection suivie d'un bourrage iodoformé.

Les suites furent assez simples. Le ventre resta souple, plat, indolent ; le pouls régulier. Il n'y eut ni fièvre, ni vomissements. Mais pendant plusieurs jours la langue demeura sèche, la soif vive, et chaque nuit de la première semaine, il y eut de l'agitation et du subdélire. Puis tout rentra dans l'ordre. Le drain avait été retiré le 3ᵉ jour ; les fils le furent le 12ᵉ, et la malade a quitté l'hôpital le 11 octobre dans l'état le plus satisfaisant.

Examen de la pièce. — La pièce présente la configuration d'une énorme poire ; sa surface est lisse et, à part les quelques adhérences anciennes qui l'unissaient à la paroi abdominale, le revêtement séreux n'est aucunement altéré. On constate la fluctuation de la manière la plus nette. Il n'y a aucune bosselure appréciable et il semblerait, au premier abord, que l'utérus ait subi une hypertrophie totale et régulière. Cependant, en suivant la cavité utérine, pour bien se repérer et en l'ouvrant avec des ciseaux, on voit qu'elle est déviée latéralement et distincte de la tumeur, interstitielle et située à droite de cette cavité. Celle-ci présente une longueur de 12 à 13 centimètres : ses dimensions antéro-postérieures sont de 9 à 10 dans leur plus grande étendue ; mais sa capacité est presque insignifiante car les deux faces sont juxtaposées. Elles ont d'ailleurs subi une déformation et un changement d'orientation qui en modifient complètement l'aspect : sur une coupe transversale la cavité utérine offrirait, en effet, la forme d'un arc de cercle à concavité tournée vers la droite et un peu en arrière.

Sur la paroi droite postéro-interne de la cavité ainsi modifiée s'ouvre un orifice grand comme une pièce de 0 fr. 50 dont les bords sont irréguliers, décollés, anfractueux : c'est de là que vient le pus. Un stylet, enfoncé par ce trou, pénètre dans une cavité

spacieuse où il s'enfonce à une profondeur de 10 à 12 centimètres.
L'ouverture de cette poche donne issue à deux litres au moins de
pus crémeux, bien lié, jaune verdâtre. Les parois en sont déchi-
quetées, anfractueuses, couvertes de débris mortifiés en voie de
désagrégation.

En achevant la coupe, on voit que cet énorme abcès est
compris dans un corps fibreux très volumineux dont la partie périphérique, non complètement détruite, est encore parfaitement
reconnaissable.

OBSERVATION 2. — BERNAYS, in *Amer. Journal of obstetr.*,
mars 1895 (Résumée).

Fibrome utérin énorme, dégénéré et suppuré. Hystérec-
tomie. Guérison.

H. G..., âgée de 48 ans, veuve, mère de deux enfants, a toujours été bien portante jusqu'en 1879. A cette époque, elle s'aperçoit que son ventre grossit, accroissement qui continue lentement
jusqu'en 1884 : à ce moment, il était devenu d'un tel volume qu'il
gênait la malade dans ses mouvements.

Un chirurgien appelé l'examine et conclut à la non-interven-
tion. Se conformant à cet avis, la malade porta partout sa tumeur
jusqu'en 1893. A cette époque, elle consulte le Dr Hanck. Elle
était arrivée au moment de sa ménopause : mais la tumeur, loin
de rester stationnaire, se mit à s'accroître si rapidement que le
Dr Hanck pria le Dr Bernays de venir pour discuter avec lui
l'opportunité d'une opération in extremis.

Le Dr Bernays trouva la malade couchée sur le côté : la face,
la poitrine et les membres très amaigris ; l'abdomen énormément
distendu par une tumeur devant peser au moins 40 livres. Les
jambes, les cuisses et les grandes lèvres étaient œdématiés : la peau
de l'abdomen était sillonnée de veinosités de circulation complé-
mentaire.

Pouls 98, affaibli, température 101° Fahrenheit (38° centigrades), 28 respirations.

Frissons, traces d'albumine, morphinomane depuis un an.

A première vue, il crut à un kyste de l'ovaire : tumeur remontant jusqu'au sternum : 1ᵐ,45 de tour au niveau de l'ombilic : mais le toucher vaginal prouva que c'était un myome. La partie inférieure était solide, tandis que la portion ̈abdominale supérieure semblait fluctuante.

Une opération immédiate parut nécessaire et on pratiqua la laparotomie le 3 août 1894.

Incision de 15 centimètres sur la ligne blanche: le myome apparaît.

On ponctionne au point fluctuant : il s'écoule *vingt-sept litres* de pus jaune pur.

Le pus vidé et le champ opératoire nettoyé, on fit la ligature et la section des deux ligaments larges : ce fut facile à gauche. Du côté droit un lobe sous-péritonéal de la tumeur se prolongeait du côté du rein et englobait complètement l'uretère droit qu'il fut impossible de séparer. L'uretère était adhérent sur 8 centimètres : on fut obligé de le sectionner et on aboucha les deux bouts à la peau à 6 centimètres au-dessous de l'ombilic.

On enleva le fibrome et la poche de l'abcès intrafibromateux, et on fit un pédicule extrapéritonéal. On mit un drain dans le cul-de-sac de Douglas.

Les suites opératoires furent bonnes. La malade quitta une première fois l'hôpital le 25 septembre.

Elle y rentra le 25 novembre pour subir la néphrectomie. Le 10 décembre elle était guérie.

OBSERVATION 3. — CLAISSE. *Thèse*, Paris, 1900 (Obs. 5 de sa thèse).

Volumineux fibrome interstitiel partiellement suppuré. Grosses salpingites suppurées. 15 juillet 1898.

Très volumineuse tumeur (3 kilogrammes), unique, dévelop-

pée dans la paroi postérieure de la cavité utérine mesurant 15 centimètres. Elle est dure, de consistance uniforme, et creusée à sa
partie postérieure d'une petite cavité renfermant *un pus jaunâtre*.

Les 2 trompes sont converties en 2 grosses poches pleines de
pus, accolées derrière la masse utérine.

La muqueuse utérine n'est pas épaissie : les culs-de-sac glandulaires sont normaux, sans prolifération épithéliale : mais il y a
une infiltration abondante de cellules rondes donnant l'aspect
d'une endométrite interstitielle.

La paroi utérine est à peu près normale : les vaisseaux y sont
plus nombreux au voisinage de la tumeur. Dans cette région, les
faisceaux s'orientent parallèlement à sa surface : ils en sont séparés par une capsule très développée, formée de minces bandes
conjonctives lâches, renfermant quelques vaisseaux et séparées
par de larges espaces vides.

La tumeur est constituée par des faisceaux de fibres musculaires lisses, séparées par du tissu fibreux prédominant par places :
les premiers éléments sont plus nombreux au contraire au voisinage de la périphérie. Les vaisseaux sont peu abondants et de petite dimension : ils sont presque tous entourés d'une couronne
cellulaire proliférante : quelques-uns renferment des globules
rouges.

CBSERVATION 4. — A. MARTIN, in *Normandie médicale,* 1898,
p. 371.

Fibrome ramolli et suppuré.

Malade de 48 ans.

Souffre depuis deux ans.

Le 15 mai 1898, ressent des douleurs très vives du côté gauche
et dans les reins.

Le 30 mai, nouvelle crise douloureuse, pertes continuelles,
rouges foncées, épaisses, d'odeur fétide, comparables à du foie
écrasé. — L'utérus mesure 17 centimètres.

Le 16 juin 1898, hystérectomie abdominale totale.

Les 4 premiers jours après l'opération, fièvre et accidents septiques, dus sans doute à une erreur pendant l'opération : on a ouvert la cavité utérine au lieu du cul-de-sac postérieur.

Guérison complète 25 jours après l'opération.

Examen de la tumeur. — 1^{kil},750, lobe saillant à gauche : à la coupe nombreuses cavités kystiques, géodes, presque sous-péritonéales, renfermant un liquide louche, purulent, avec débris déliquescents.

A droite, la tumeur est restée dure : mais tout le reste est en voie de ramollissement.

B. Mort.

Observation 5. — Péan, cité in *Thèse* Le Bec, Paris, 1880, p. 72 (Résumée).

Tumeur utérine fibrokystique suppurée. Laparotomie. Mort.

M. B..., 31 ans. Ventre volumineux. Tumeur à surface lisse, de fluctuation obscure, remplissant le bassin, remontant à l'épigastre. Très peu mobile ; en pinçant la peau, on acquiert la certitude qu'elle est adhérente sur une grande étendue.

La tumeur a été ponctionnée il y a 5 semaines : on a retiré 8 litres d'un liquide clair, et à la suite de cette ponction, il y a eu des phénomènes de péritonite.

Opération en janvier 1855. — Laparotomie.

Tumeur adhérente en haut et dans le flanc gauche à l'épiploon ; — sur les côtés, surtout dans le flanc droit à des anses intestinales ; — en bas, au niveau du bassin, d'autres anses intestinales forment une couronne à la tumeur.

On ponctionne la tumeur : il sort un liquide complètement purulent, on procède à l'extirpation en masse, à ce moment il se produit en 3 endroits une déchirure de l'intestin, on les suture.

Mort de la malade par péritonite.

Examen de la tumeur. — C'est un fibrome dans lequel on peut distinguer 3 parties :

Une supérieure, creusée d'une vaste cavité kystique dont la paroi ramollie et friable n'a pas plus d'un centimètre d'épaisseur, c'est cette paroi qui a été ponctionnée et a donné passage au liquide clair ; à la suite de la ponction, elle s'est enflammée et est devenue purulente.

Au voisinage, l'inflammation a désagrégé le tissu fibreux qui représente une masse spongieuse laissant écouler une sérosité mêlée de pus, c'est la 2ᵉ partie.

La 3ᵉ est formée par un prolongement étendu transversalement à la face postérieure de l'utérus, il est formé de tissu fibreux dense.

Enfin, au voisinage de l'utérus, le fibrome est entouré d'une coque cellulo-fibreuse épaisse.

OBSERVATION 6. — BRAITHWAITE, in *The Lancet,* 7 février 1885, p. 255.

Rapporte un cas de tumeur fibreuse sessile située sur la paroi antérieure de l'utérus.

On fit la laparotomie et on enleva la tumeur par énucléation, sa capsule contenait une grande quantité de pus.

On ferma la plaie abdominale, mais on draina la poche dans l'angle inférieur de la plaie.

La malade, ayant depuis longtemps de l'ascite à répétition, était dans de mauvaises conditions pour supporter l'opération, elle mourut 12 heures après de thrombose cardiaque.

OBSERVATION 7. — DEPLA, in *Presse médicale belge,* 23 février 1896.

Fibrome suppuré. Colibacille. Hystérectomie. Mort par suppuration secondaire.

Malade âgée de 37 ans, vierge, atteinte d'un volumineux fibrome utérin qui provoquait d'abondantes hémorragies précédées et suivies de pertes fétides.

Au moment de l'opération, la malade gardait le lit depuis plusieurs semaines, elle était très affaiblie, fièvre tous les soirs et pouls à 140.

Hystérectomie abdominale en novembre 1895 avec enfouissement intrapéritonéal du pédicule.

Au moment de la section du col utérin, il s'écoula un peu de liquide purulent fétide de la cavité cervicale.

Après l'opération, la fièvre persista ; le 6e jour, il se forme un volumineux abcès fétide entre la peau et l'aponévrose de la paroi abdominale.

Une autre collection purulente de même nature enveloppant le pédicule utérin fut ouverte, lavée et drainée par la voie vaginale.

La malade succomba sans présenter aucun symptôme de péritonite.

La tumeur qui était un myome putréfié et suppuré dans toute son épaisseur fut examinée au point de vue bactériologique.

Des cultures sur agar et sur gélatine donnèrent du colibacille pur.

Il nous paraît évident que le colibacille, expulsé avec les selles, est arrivé par la voie vaginale dans la cavité utérine et jusqu'à la tumeur.

OBSERVATION 8. — CHADWICK, in *Boston medic. and Surg. Journ.*, 29 avril 1897, p. 407 (Résumée).

Fibrome suppuré de l'utérus. Hystérectomie. Mort.

Le 16 décembre 1896, je fus appelé à voir une malade de 60 ans, veuve, mère de plusieurs enfants.

Elle avait depuis longtemps un fibrome interstitiel du corps utérin, fibrome, qui, depuis sa ménopause, avait graduellement diminué, et depuis plusieurs années n'avait donné lieu à aucun symptôme.

En août 1896, elle eut de grands chagrins.

En septembre, après une longue promenade, elle eut un grand frisson qui se répéta souvent dans les 4 mois suivants ; température allant de 36,5 à 39 et 39,8 ; avec cela nausées, extrême nervosité, amaigrissement progressif de 60 livres.

A aucun moment, elle n'eut de signes de ramollissement ou de modification du côté de sa tumeur, on supposa que sa fièvre était due à la malaria qui régnait dans le pays.

Vers le 6 décembre le pus commença à couler par l'orifice utérin.

Le 16 décembre, examen par le Dʳ Chadwick, abdomen rempli par une masse arrondie et dure, mobile, *aucunement douloureuse*.

Du col utérin coulait un liquide purulent sans odeur. — L'examen bactériologique fait par le Dʳ Mallory montre que ce pus contient *du streptocoque*, mais pas d'écoulement de débris sphacélés.

On fit des injections intra-utérines de permanganate qui n'eurent aucun résultat ni sur l'écoulement du pus, ni sur la température qui monta à 38 et 39,5.

Le 23 décembre, hystérectomie abdominale supravaginale, l'opération fut facile sauf que, malgré les précautions prises, un peu de pus coula de la tumeur dans l'angle inférieur de la plaie abdominale.

Pas de perte de sang, péritoine suturé au dessus du moignon vaginal.

Température tomba de 1 à 2 degrés.

La partie supérieure de la plaie abdominale se réunit par première intention, la partie inférieure de la plaie se cicatrisa par bourgeonnement après suppuration légère.

Mais le moignon vaginal suppura et le pus commença à couler le 10 janvier par l'orifice utérin. Comme cet orifice ne sembla pas drainer suffisamment l'écoulement purulent, on fit une incision au niveau du cul-de-sac de Douglas et on lava la cavité.

Les suites furent bonnes comme état local, la plaie abdominale fut cicatrisée.

Le pus cessa de couler par le vagin mais l'état général s'aggrava, infection générale, fièvre, albuminurie et pyonéphrose.

Mort au milieu de février.

Examen de la tumeur. — La tumeur pesait 2 kilogrammes et demi.

La tumeur enlevée présentait une masse sphérique de 16 centimètres de diamètre, composée des trompes et des ovaires, de l'utérus et d'un fibrome situé dans sa paroi antérieure.

Les ovaires sont petits et fibreux, les trompes normales.

La cavité utérine est très dilatée, sur la paroi antérieure de la muqueuse utérine est un petit orifice d'où s'écoule du pus, une sonde cannelée y pénètre à 2 centimètres.

Une section de l'utérus montre dans sa paroi antérieure une tumeur sphérique avec une surface régulière blanc grisâtre.

Dispersées çà et là sont des plaques petites, irrégulières, opaques, jaunes, et de petites cavités pleines d'un pus épais.

Dans la partie antérieure de la tumeur était une cavité contenant une masse irrégulière, dense, jaunâtre, à 5 centimètres de l'orifice, libre dans la cavité sauf en un point où elle est restée adhérente.

Partant de cette large cavité, de nombreux canaux petits et irréguliers allaient dans toutes les directions, surtout sur le bord entre la tumeur et la paroi utérine envahie.

Plusieurs de ces cavités ou sinus contenaient du pus.

C'était donc un fibromyome avec nécrose et infection secondaire par le streptocoque.

OBSERVATION 9. — HARTMANN et MIGNOT, in *Annales de gynécologie,* juin 1896.

Fibromes interstitiels suppurés.

H. M..., 46 ans, couturière, entre le 25 novembre 1895 dans le service du Pr Terrier, à l'hôpital Bichat, salle Chassaignac.

Réglée à 14 ans : règles abondantes, durant 5, 6 et 8 jours ; pas de métrorrhagies entre les règles. La tumeur qu'elle porte existe depuis 10 à 15 ans et ne s'est développée que lentement : elle n'en souffre pas, et ne se présente à l'hôpital que parce qu'elle a de la fièvre depuis une huitaine de jours.

La tumeur, qui affecte tous les caractères des fibromes utérins, s'étend, dans sens traversal, de l'épine iliaque droite à la crête iliaque gauche et dans sens vertical, de l'excavation au niveau de l'ombilic ; elle est dure, lobulée, mobile, indolente.

Au toucher, col petit de nullipare : au-dessus du vagin, col s'évase pour se continuer avec la tumeur : aucun empâtement, aucune douleur au niveau des culs-de-sac.

Traces d'albumine. Température entre 38 et 39° avec oscillations.

Rien au cœur ni aux poumons.

Le diagnostic porté est fibrome utérin enflammé. M. Terrier pratique l'hystérectomie abdominale totale le 30 novembre. Opération facile ; pas d'adhérences.

La malade meurt dans la soirée, sans vomissements. Température : 37°,6. Pouls 92.

On ne trouve rien à l'autopsie.

Examen de la pièce. — La tumeur pèse 2 kilogrammes : elle forme une masse arrondie, mais irrégulièrement bosselée. Quatre ou cinq petits fibromes pédiculés, gros comme de petites noisettes sont appendus à sa face postérieure. Enfin une tumeur du volume d'un gros œuf, plus molle que les autres, est appliquée au milieu de sa face supérieure.

La trompe gauche, coupée au ras de la tumeur s'enfonce immédiatement dans la profondeur : la trompe droite au contraire, volumineuse, contourne la tumeur en arrière par un trajet sous-péritonéal, sur une longueur de 6 centimètres ; des deux côtés les annexes sont saines ; l'utérus a d'ailleurs une surface partout lisse et indemne d'adhérences.

La tumeur est fendue par une incision longitudinale antérieure : on voit alors qu'elle est constituée par 6 ou 7 fibromes dont le plus inférieur a repoussé la cavité utérine à droite : cette cavité est dilatée, très allongée et déformée : elle se recourbe à gauche au-dessus du fibrome, l'encadrant en croissant. Sa muqueuse semble saine à l'œil nu ; elle est lisse, à peine rosée : il n'y a nulle trace de pus ou de muco-pus à sa surface.

Les fibromes, sauf un petit du volume d'une noisette sont tous altérés, mais à des degrés très divers : certains d'entre eux sont fermes, blancs à la coupe, simplement entourés d'une atmosphère celluleuse qui a pris une teinte verdâtre, analogue à celle du tissu cellulaire des cadavres en putréfaction : ces lésions de décomposition putride s'enfoncent avec les prolongements de la capsule entre les lobules du fibrome.

D'autres présentent des lésions plus avancées et sont séparés du tissu utérin par une nappe de pus grumeleux. Un, enfin, est presque complètement détruit et transformé en une cavité putrilagineuse, quelques vestiges du fibrome restant seuls adhérents à la coque utérine qui l'entoure. Partout le tissu utérin séparant les fibromes semble sain : toutes ces parties nécrosées exhalent à la coupe une odeur nauséabonde.

Examen microscopique. — Des coupes faites sur des fragments de tissu provenant de la partie centrale d'un fibrome dont la zone périphérique n'a été que peu atteinte par la suppuration, ne montrent rien d'anormal : aucune infiltration embryonnaire ; coloration normale des noyaux et du protoplasma.

Au contraire, des coupes provenant d'un fibrome très putréfié, complètement vert et baignant dans une nappe purulente, montrent très nettement au centre une absence plus ou moins complète de coloration des noyaux par l'hématéine, de même, le protoplasma se colore mal par le carmin, et les fibres gonflées ont des teintes indécises. Dans les couches superficielles on retrouve encore quelques fibres normales à noyau bien coloré ; mais nulle part, sauf dans la zone tout à fait périphérique du fibrome, on ne trouve d'infiltration embryonnaire : en somme, il s'agit, non de lésions inflammatoires, mais de lésions de nécrose, complètes au centre, incomplètes à la périphérie.

Du côté de la muqueuse utérine, au contraire, et dans la zone intermédiaire entre les fibromes et la muqueuse, on trouve des lésions inflammatoires très accentuées, bien que la muqueuse parût saine à l'œil nu.

L'épithélium de la muqueuse, dans les points où il est conservé, présente des cellules plus aplaties qu'elles ne le sont normalement ; leur protoplasma semble trouble. Le contraste est surtout frappant quand on les compare aux cellules de revêtement glandulaires, qui, hautes et claires, semblent absolument saines.

La couche sous-jacente à l'épithélium est enflammée ; les leucocytes y sont très nombreux mais irrégulièrement disséminés partout ; cette infiltration embryonnaire cesse presque complètement dans la partie moyenne de la muqueuse, et l'on n'en voit plus aucune trace autour des glandes.

Plus profondément, elle reparaît très accentuée ; mais les leucocytes sont moins irrégulièrement semés ; ils forment, en certains points, de petits amas de forme, tantôt arrondie, tantôt allongée. Au voisinage de ces amas de leucocytes, on trouve presque toujours des vaisseaux sanguins remplis de globules rouges auxquels sont mêlés de très nombreux globules blancs.

Dans la zone directement en contact avec le fibrome, on trouve, au milieu de tractus fibreux plus ou moins espacés, de véritables lacs de leucocytes, de petites nappes purulentes.

Les parties périphériques du fibrome sont légèrement infiltrées de cellules rondes : nous avons dit plus haut ce qu'étaient les parties profondes.

En somme ces coupes montrent :

1° Une infiltration embryonnaire sous-épithéliale avec intégrité des culs-de-sac glandulaires ;

2° Une lymphangite profonde du réseau sous-muqueux ;

3° Une suppuration diffuse de l'atmosphère celluleuse du fibrome ;

4° Des lésions de nécrose du tissu fibreux, lésions qui paraissent débuter par le centre du fibrome.

A l'examen direct du pus, on trouve, au milieu de leucocytes nombreux, une grande abondance de *bacilles courts, volumineux,* souvent réunis deux à deux par leurs extrémités : ce bacille se colore bien par toutes les couleurs d'aniline, mais se décolore avec la plus extrême facilité.

En culture aérobie, il ne pousse rien.

En culture anaérobie, il donne dans la gélatine, tout le long de la piqûre, une strie blanche de laquelle se détachent de petites arborescences cristallines semblables à du givre ; cette culture apparaît en 24 heures et se liquéfie par la gélatine.

Le bouillon se trouble rapidement et exhale la même odeur fétide que la tumeur.

L'agar, à l'étuve à 37°, ne donne qu'une culture très pauvre, une strie blanche au 2e ou 3e jour.

Pas d'inoculation aux animaux.

OBSERVATION 10. — LASNIER, in *Thèse,* Bordeaux, 1898 (Obs. XVIII).

Fibrome suppuré. Hystérectomie. Mort.

M..., Marie-Louise, 58 ans.

Antécédents. — Réglée à 13 ans, règles régulières, pas douloureuses, durant 5 à 6 jours : pertes blanches dans l'intervalle.

Ni mariage, ni grossesse.

Il y a 10 ans, extraction d'un polype utérin par le Pr Demons : suites longues ; la malade a eu une phlébite de la jambe gauche et est restée 3 mois au lit.

Ménopause il y a 3 ans.

En juin 1897, métrorrhagie abondante, durant 10 jours : état général grave.

Le 20 juillet 1897, métrorrhagie plus grave encore.

Malade exsangue.

Le Dr Debidat fait 4 séances d'électrisation.

Les hémorragies rétrocèdent : pertes fluides jaunes, rougeâtres.

Depuis 3 semaines les pertes sont devenues fétides et sanieuses.

État actuel, 18 décembre 1897. — Sous l'influence de ces différentes tares organiques, la déchéance de l'état général s'est accentuée, la malade a beaucoup maigri, l'alimentation est devenue précaire, l'estomac très intolérant.

Douleurs dans le bas-ventre avec de nombreuses irradiations. Diarrhée depuis 6 jours.

Examen physique. — A la suite de l'électrolyse, grosse perte de pus durant 3 ou 4 jours, puis apparition d'une grosse masse inflammatoire en avant de l'utérus et phénomènes péritonéaux.

A la vulve, vaste érythème propagé aux cuisses et dû aux pertes purulentes abondantes.

La palpation du ventre est douloureuse, la pression un peu au-dessous et à gauche de l'ombilic fait couler du pus par la vulve.

Ventre dur, empâté; pas de matité.

Au toucher, on sent le col très en arrière, mou, entr'ouvert; à la partie antérieure de l'utérus, on sent une grosse masse inflammatoire.

Au spéculum, col peu saillant; ectropion et légères exulcérations des lèvres du col; la pression de l'abdomen fait sourdre du pus par l'orifice cervical.

L'hystéromètre donne 85 millimètres de cavité utérine.

Le 21 décembre, lavage intra-utérin, crayon de sublimé.

23. — Lavage, quelques pertes de sang.

27. — Lavage, on met un drain dans l'utérus.

2 *janvier.* — On trouve 1 gramme d'albumine dans les urines, œdème des jambes; bruit de galop, on met la malade au régime lacté absolu.

6 *janvier.* — L'albumine a disparu. Lavage intra-utérin tous les 2 jours.

16 *janvier.* — A la palpation, on sent une masse limitée dans la fosse iliaque gauche et en avant, avec une portion très dure venant presque faire saillie sous la peau.

Jusqu'au 25 janvier, alternative d'hémorragies peu considérables et de débâcles purulentes fétides.

La masse dont il est question paraît limitée, arrondie et presque fluctuante; peut-être est-ce un abcès pelvien.

On décide une laparotomie, pratiquée le 16 février par le

Pr Boursier. On tombe sur une masse du volume d'une tête de fœtus à terme de consistance pseudo-fluctuante et qu'on reconnaît être un fibrome.

1) Décortication partielle ; destruction des adhérences nombreuses sur l'intestin, avec la paroi postérieure du cavum où se loge la tumeur.

2) Séparation des ligaments larges ; leur section entre 2 pinces ; ligature.

A gauche on trouve une portion spongieuse remplie de pus.

Extraction de la tumeur hors de l'abdomen avec le tire-bouchon de Doyen qui s'enfonce dans un tissu friable et purulent ; ligature du pédicule au caoutchouc.

3) Section du pédicule ; la section passe à 2 travers de doigt au-dessus du vagin.

Pendant ces diverses opérations, un peu de pus a coulé dans le péritoine ; de plus, il s'est fait dans la cavité occupée par la tumeur une hémorragie veineuse en nappe assez abondante. Hémostase. Lavage péritonéal. Drainage.

La malade, qui est dans un état syncopal, meurt 20 heures après l'opération sans signes particuliers.

Autopsie. — *Description de la pièce.* — La tumeur enlevée est un fibrome ramolli, fongueux, creusé de cavité anfractueuses, remplies de pus et de débris sphacélés ; la cavité centrale est vaste : on y trouve des caillots et du pus. La surface assez lisse porte la trace des adhérences et présente une bosselure qui correspond au point induré qu'on percevait à la palpation. En somme, fibrome sphacélé, suppuré.

Autopsie proprement dite. — Ventre non ballonné ; pas d'hémorragie externe.

Pas trace de péritonite, ni d'hémorragie interne.

Vessie saine.

Le moignon utérin est en bon état ; sur ses côtés on trouve 2 pyo-salpynx, celui de droite peu volumineux, celui de gauche du volume du poing.

Foie gras ; vésicule biliaire bourrée de calculs.

2. FIBROMES NON OPÉRÉS

A. **Mort.**

OBSERVATION 11. — DANCE, in JARJAVAY, *Thèse de concours pour chaire de médecine opératoire,* 1850, p. 34.

Femme de 42 ans, apportée à l'Hôtel-Dieu à l'agonie. Succombe à une métro-péritonite causée par un corps fibreux.

Autopsie. — La matrice avait le volume d'une tête de fœtus à terme représentant un ovoïde régulier dont la grosse extrémité répondait au bas-fond et dépassait de 6 ou 8 centimètres le rebord du pubis. Une incision ayant été faite sur la paroi antérieure de l'utérus, le bistouri a pénétré aussitôt dans un foyer purulent d'où s'est écoulé un liquide sanieux, blanchâtre, épais et répandant une odeur assez forte ; en même temps les parois de la matrice se sont affaissées par l'évacuation de cette matière, et dans le fond du foyer on vit à découvert un corps dur, inégal, qui de prime abord a été l'objet de diverses conjectures.

Voici toutefois ce qui en était :

Dans l'épaisseur des parois qui composent la moitié droite de la matrice existait une cavité capable d'admettre le poing. Dans son intérieur était contenue une production charnue, déformée, irrégulière, séparée à sa surface en 3 lobes inégaux par autant de dépression et présentant 4 pédicules étroits et courts au delà desquels elle était entièrement libre d'adhérences. L'espace intermédiaire était rempli par la matière purulente dont il a été question.

Cette production avait la structure de celles auxquelles on donne le nom de corps fibreux ; son intérieur présentait un amas de fibres circonvolulées sur elles-mêmes ; sa consistance était médiocre ; sa couleur d'un rouge assez foncé comme s'il eût été le siège d'une congestion sanguine ou d'un travail inflammatoire. L'observation note encore la minceur des parois de la poche, et l'état de la cavité utérine refoulée vers la gauche et séparée de la cavité purulente par une cloison de 2 lignes d'épaisseur.

OBSERVATION 12. — TYSON (JAMES), in *Philadelph. Med. Times*, 14 mars 1874, p. 371.

Fibrome utérin suppuré. Abcès pelvien. Mort.

Malade âgée de 36 ans.

Début en avril 1873 par douleur dans le dos et fièvre qu'on prend pour un début de méningite cérébro-spinale et qui n'était sans doute que de la grippe.

En juillet, nausées, douleurs dans le ventre, troubles menstruels.

En septembre, elle se plaint d'une grosseur dans l'aine droite ; on l'examine, on ne trouve rien.

Le 19 septembre, douleurs dans la région iliaque droite semblant suivre le trajet du gros intestin.

Le 20, douleur remontée dans le dos. Nausées, vomissements incoercibles. Diarrhée.

Le 21, ventre ballonné : on lui donne un gramme de calomel sans résultat.

Le 22, agitation extrême, pouls 120, puis prostation, collapsus. Mort le 25 septembre.

Autopsie. — Intestin distendu par les gaz.

En décollant l'intestin de la région iliaque droite, on vit couler du petit bessin une once d'un mélange de sang et de pus.

La collection était entourée par les produits habituels d'une péritonite localisée. L'abcès était enkysté ; en cherchant la cause de cet abcès et en explorant plus profondément le petit bassin, on vit, couchée dans la concavité du sacrum, très adhérente aux intestins, juste au-dessous du promontoire, une masse qui, à première vue, pouvait être prise pour le corps de l'utérus. Mais un examen plus attentif montre une masse charnue mesurant 6 centimètres sur 2, attachée par un court pédicule au côté droit du corps et de la corne utérine ; c'est une tumeur encapsulée formée de fibres-cellules comme le sont les fibromyomes ; sa partie postérieure était ramollie et suppurée.

Utérus normal.

Cette tumeur était passée inaperçue ; c'est elle sans doute qui donnait ces douleurs, et c'est elle qui causa la pelvi-péritonite mortelle.

OBSERVATION 13. — REYMOND, *Soc. anat.*, 1894, p. 81.

Fibrome kystique purulent. Adhérence au rectum.
Colibacille. Septicémie. Mort.

M..., G., 48 ans, entre à l'hôpital Beaujon dans le service du Dr Guyot.

Depuis plusieurs années elle présentait des symptômes qui devaient faire penser à un fibrome utérin ; douleurs abdominales vives, irrégularité des règles augmentées dans leur durée et leur abondance.

Il y a environ un mois, la malade ressentit assez brusquement une augmentation des douleurs, des sensations de ténesme rectal ; elle eut des frissons le soir et son état général s'aggrava rapidement.

A son entrée à l'hôpital les symptômes généraux dominent la scène: tempér. 39° ; pouls 120, langue sèche. Vomissements, diarrhée.

La palpation abdominale très douloureuse révèle l'existence d'une masse dure remontant presque jusqu'à l'ombilic. Le toucher vaginal indique que l'utérus est immobile ; le col refoulé en avant, le cul-de-sac postérieur rempli par une tumeur immobile, très douloureuse, descendant jusqu'à mi-hauteur du vagin. L'hystéromètre donne 11 centimètres.

L'état de la malade devenant plus grave, on la fait passer en chirurgie où elle meurt avant d'avoir pu être opérée.

Autopsie. — On trouve le petit bassin occupé par une tumeur solide dépendant de l'utérus et creusée de nombreuses cavités ;

cette tumeur est développée au dépens de la paroi postérieure de l'utérus.

La vessie est refoulée en avant, la partie antérieure de l'utérus n'est pas augmentée de volume ; la cavité utérine est libre, la muqueuse paraît saine au premier abord.

En arrière de la cavité utérine se trouve la masse de la tumeur qui adhère au rectum en bas sur toute la hauteur, et en haut à une anse d'intestin grêle passant transversalement sur la tumeur et ne pouvant pas en être détachée sans déchirure.

L'aspect macroscopique de la tumeur est celui d'un myome, mais à la partie postéro-supérieure de la tumeur se trouve une masse d'apparence graisseuse englobée dans le reste de la tumeur ; cette masse est creusée de nombreuses cavités dont quelques-unes communiquent entre elles ; le contenu des géodes est variable, quelques-unes contiennent un liquide ressemblant à du blanc d'œuf ; le plus grand nombre, et en particulier celles qui placées en arrière et en bas adhèrent au rectum, contiennent un liquide purulent d'odeur infecte.

L'examen du liquide purulent laisse voir un grand nombre de leucocytes et beaucoup de bactéries allongées, se décolorant par le Gram. L'ensemencement du liquide donne des cultures de *bactérium coli*.

De nombreuses coupes histologiques ont été pratiquées en différents points.

Au centre de la tumeur, myome vasculaire sans trace de tissu fibreux.

Les coupes pratiquées en arrière permettent de reconnaître du tissu adipeux ; les cellules adipeuses sont en certains points absorbées par de nombreuses cellules embryonnaires.

Les coupes faites en se rapprochant de la périphérie révèlent la présence d'une énorme coque inflammatoire qui paraît envelopper les pelotons graisseux.

Nous avons pratiqué des coupes intéressant à la fois l'épaisseur des parois intestinales et le tissu sous-jacent à la tumeur ; il est facile de constater sur ces coupes que l'histologie de la muqueuse intestinale est profondément modifiée ; les glandes sont augmentées de volume, aplaties les unes contre les autres ; les vaisseaux sont dilatés et entourés par place de manchons de cellules lympha-tiques ; quant au tissu sous-muqueux, son épaisseur a augmenté dans des proportions considérables, il est complètement infiltré de cellules inflammatoires ; la couche musculaire de l'intestin est re-foulée loin de la muqueuse et au-dessous des faisceaux musculaires disjoints, on ne peut distinguer où s'arrête la paroi intestinale et où commence la tumeur.

Les coupes faites en arrière et en bas au point où une des ca-vités de la tumeur est directement appliquée contre le rectum donnent un aspect différent ; à ce niveau les lésions sont moins ac-centuées, les glandes sont augmentées de volume, les vaisseaux de la muqueuse dilatés et entourés d'une couche embryonnaire, mais la sous-muqueuse est moins altérée que dans la coupe précédente. Le tissu propre de la tumeur, a complètement disparu à ce niveau et le rectum constitue en ces points la paroi postérieure de la cavité.

Les coupes faites au niveau de la muqueuse utérine révèlent un certain degré de métrite.

Les annexes sont saines.

Il est probable que l'infection ici est venue de l'intestin, car les cavités purulentes sont loin de la muqueuse utérine, et près du rectum, et les lésions inflammatoires de la muqueuse rectale sont plus accentuées que celles de la muqueuse utérine ; enfin on trouve du *colibacille*.

OBSERVATION 14. — WASHBURN, in *Bost. Medical*, 29 avril 1897.

Malade de 50 ans. Aucune cause apparente d'infection.

Tumeur utérine, fibromes multiples.

Un fibrome suppure, pus coule par utérus.

Opération radicale refusée, on fait un simple curettage.

Plus tard une deuxième masse suppure, toute opération est re-fusée par la malade qui meurt quelques mois après.

B. **Fibromes guéris par simple écoulement du pus.**

Observation 15. — Cruveilhier, in *Anat. Path. gener.*, t. 3,
p. 656.

Fibrome suppuré ouvert dans vagin. Guérison.

Mad. Parmentier, 45 ans. Depuis un an, a un écoulement vaginal purulent et fétide avec douleurs hypogastriques et fièvre permanente, amaigrissement, teinte jaune paille ; on la considère comme une cancéreuse.

Cruveilhier l'examine et ne trouve qu'une augmentation de volume de l'utérus, il croit qu'on est en présence d'un fibrome en voie d'élimination par suppuration. On fait des lavages vaginaux avec la liqueur de Labarraque. Au bout de 2 mois, il sort plusieurs fragments fétides, imprégnés de pus.

Puis l'écoulement s'arrête et la malade guérit.

Observation 16. — Haynes, in *Amer. Journal of Obst. New-York*,
1884, XVII, p. 932.

Myome interstitiel guéri spontanèment par suppuration intra-utérine.

Mary Smith, 45 ans, irlandaise robuste, mère de 13 enfants.

En mai 1880, elle aperçut dans la région de son hypogastre une masse de la grosseur d'une tête de fœtus, ses règles s'arrêtèrent pendant 2 mois.

Les douleurs aiguës, constantes, brûlantes, produites par cette tumeur duraient tous les étés pour disparaître au moment des premiers froids.

Le 28 février 1883, elle eut un frisson, de la fièvre, une douleur plus vive au niveau de sa tumeur et une perte de sang par le vagin.

La partie inférieure de la cavité abdominale était remplie par une masse dure et irrégulière s'étendant en haut jusqu'à l'ombilic et occupant de chaque côté la région inguinale. La tumeur mesurait 23 centimètres de haut sur 21 de large, elle se continuait avec la paroi antérieure de l'utérus, mais ne pénétrait pas dans la cavité utérine.

L'hystérométrie donnait 25 centimètres.

Les métrorrhagies persistèrent jusqu'au 28 avril. A ce moment se produisit une débâcle d'un liquide sanieux et très fétide, la malade est obligée de garder le lit.

Pendant un mois on voit dans les pertes des débris de tissu sphacélé. Pendant ce temps, les douleurs sont très vives, la malade a de la fièvre, des sueurs.

Dès que la suppuration a cessé, la malade s'est remontée très vite. Au 16 avril 1884, elle jouit d'une parfaite santé, plus de trace de la tumeur ; hystérométrie : 10 centimètres. Règles normales.

Le traitement a consisté en injections vaginales et intra-utérines d'*acide carbolique*.

OBSERVATION 17. — BATES, in *Journal of Am. Med. Associat.*, 1888, vol. 10, p. 116.

Veuve, 46 ans, un enfant.

Par intervalle, crises de douleurs dans région iliaque droite. A l'examen, on sent une tumeur grosse comme un œuf de poule mobile avec l'utérus.

Quelques jours après, douleurs plus fortes, nausées, sueurs. Mêmes symptômes quelques mois après. Utérus fixé obliquement, abdomen hyperesthésié, puis pus s'écoule par le vagin, la tumeur diminue et disparaît. La guérison s'ensuit.

OBSERVATION 18. — LANGE FREDERIK, in *Annals of Surgery*, 1886, t. IV, p. 318.

Fibrome gangrené et suppuré. Abcès de la paroi abdominale. Guérison.

Miss B... L., 28 ans.

Bonne santé jusqu'à il y a 4 ans ; à ce moment, hémorragie

menstruelle profuse, douleurs dans la région lombaire, rapportées à une tumeur utérine ; pendant 3 mois, on lui fait 3o injections hypodermiques d'ergotine, mais sans succès.

Il y a 3 ans, en faisant un effort pour éviter une chute, elle ressent une violente douleur dans l'abdomen, elle a la sensation de quelque chose qui se déchire. La douleur de l'abdomen persiste tout l'été ; elle est encore traitée par des injections d'ergotine, mais toujours sans résultat.

En septembre 1883, je la vis ; elle présentait un phlegmon profond de la paroi abdominale situé apparemment dans l'espace rétropéritonéal au-dessous de l'ombilic.

Le 15 septembre, incision de la ligne blanche, écoulement d'une grande quantité de pus ; je mets un drain qui pénètre à une grande profondeur dans un diverticule qui me parut être la cavité abdominale.

Au bout de quelque temps, quand l'infiltration et la douleur eurent suffisamment cessé, on put voir qu'une tumeur utérine, naissant du fond de la matrice, était adhérente à la paroi abdominale, et qu'une cavité purulente pénétrait dans cette masse.

La suppuration dura ainsi quelques mois et la tumeur décrut graduellement, ayant présenté au début le volume d'une tête de petit enfant. De petites masses calcaires irrégulières étaient souvent expulsées avec le pus.

Le 31 décembre 1883, après avoir agrandi l'ouverture, j'enlevai de cette cavité à l'aide de pinces et de curettes la valeur d'une cuillerée de débris calcaires.

Quatre semaines plus tard, la cicatrice était complète, et depuis la malade va très bien. Il reste une masse dure du volume d'un œuf de dinde, en connexion avec la cicatrice, mais ne causant aucune douleur ; quant à ses rapports avec l'utérus, la malade ne s'étant pas laissé examiner par le toucher vaginal, il est difficile de les préciser. Les règles sont revenues normales.

Il semble que, dans ce cas, après qu'une portion de la tumeur s'est ramollie, a suppuré et s'est vidée à l'extérieur, le reste a arrêté son développement et même a rétrocédé.

C. **Fibromes suppurés restés inaperçus.**

Observation 19. — Fenerly, in *Soc. Anat.*, 1854, p. 336.

Fenerly présente à la Société un petit fibrome gros comme une noisette dans le corps d'utérus d'une femme morte d'un cancer de l'œil.

Ce fibrome a une coque dure et contient à son intérieur une matière ramollie, jaunâtre, purulente.

Verneuil fait remarquer le volume triple de l'utérus et surtout des lacunes, vestiges de véritables bourses séreuses autour du fibrome.

Observation 20. — Carter, in *Transact. of the Obst. Soc.*,
7 juin 1871, p. 167.

Fibrome calcifié et suppuré, resté inaperçu.

Célibataire, 69 ans, avait depuis 40 ans une tumeur supposée de l'ovaire qui ne la gênait pas.

Elle mourut de bronchite en octobre 1870.

Autopsie. — Le petit bassin était rempli d'une masse moulée sur les contours du pelvis ; sur la partie antérieure était un orifice large comme une pièce de « six pence » à travers lequel sortait le pus quand on pressait la tumeur.

On agrandit l'orifice et il coule un verre de pus analogue à celui d'une nécrose osseuse, et en effet, dans la tumeur, il y avait un petit morceau de 25 millimètres carrés d'une masse calcifiée. En examinant la tumeur, elle semble être sur le front de l'utérus. La matrice est presque normale en volume, le col allongé ; dans sa cavité sont deux petits fibromes dont un calcifié.

Le gros fibrome a 36 centimètres sur 18, il est dégénéré au centre, avec des alvéoles et des géodes ; il est crétifié à la périphérie, surtout la paroi antérieure et supérieure.

II. — Fibromes sphacélés et suppurés.

I. SUPPURATION DUE A DES AGENTS PHYSIQUES
(ÉLECTRISATION, ETC.)

Observation 21. — Gérard, *Thèse*, Paris, 1874.

Abcès dans un fibrome par injection d'ergotine.

Malade, 27 ans, entre à la Charité, 28 mai 1875.

Depuis 4 ans, a une tumeur utérine ayant envahi l'épigastre et l'hypochondre gauche.

Le 16 décembre, injection dans la tumeur supérieure droite de $0^{gr},30$ d'ergotine.

Le 15 janvier, injection de $0^{gr},40$.

Cinq autres injections jusqu'au 30 novembre 1876, il se produit alors un petit abcès dans la tumeur, qui s'ouvre au niveau de l'ombilic, et qui est encore fistuleux le 3 février 1877.

Observation 22. — Apostoli, in *Union Médicale*, 16 et 19 octobre 1866 (Résumé).

Suppuration d'un fibrome par galvanopuncture chimique.

Malade de 42 ans, 2 enfants, il y a 10 ans.

Gros fibrome paraissant bilobé au sommet (lobe droit remontant à 14 centimètres au-dessus du pubis, lobe gauche à 22).

État général mauvais, cas pressant.

On décide de faire la galvanopuncture chimique par ponction électrique intrafibromateuse.

1re *ponction*, le 5 novembre 1885, 3 centimètres de profondeur, rien.

2° *ponction,* le 7 novembre, 5 centimètres de profondeur.

Le soir : douleur, fièvre, anorexie.

La malade entre à Andral.

Elle présente d'abord des signes de péritonite aiguë : 39,2. Douleur spontanée, facies, mais pas de vomissements, pas de douleur à la pression.

Puis symptômes s'amendent un peu.

Le 22 novembre, écoulement spontané et brusque par le vagin d'une grande quantité de pus à odeur infecte ; température descend à 37°,5.

On fait une injection de sublimé, d'abord dans le vagin, puis intra-utérine ; on pénètre dans une cavité profonde au-dessus du détroit supérieur. On lave la cavité les jours suivants successivement avec du sublimé, de l'eau phéniquée, de l'acide borique ; on écouvillonne avec de la créosote, on fait un curettage.

Malgré cela le 18 décembre, grands frissons.

Signes de septicémie. Mort le 24.

Autopsie. — Pas trace de péritonite, pas de pus dans le petit bassin. Masse fibreuse typique, bilobée, séparée complètement, en deux corps fibreux distincts, à pédicules adjacents, presque soudés, s'emboîtant comme dans une charnière par leur face latérale. Une fausse membrane les réunissait en avant et soudait pour ainsi dire les deux fibromes ; elle avait un aspect noirâtre et couleur de sphacèle ; en la déchirant on tombe dans une grande cavité entre les deux fibromes, tapissée par des produits de mortification gangrenée, mêlés à du pus, qui avaient envahi latéralement les parois des fibromes, surtout le gauche sur une profondeur de 2 centimètres. Cette cavité parfaitement circonscrite dans le sillon des deux fibromes était restée entièrement centrale et localisée, et la mortification gangréneuse qui avait frappé leurs faces latérales n'avait nullement intéressé le péritoine qui était resté intact.

L'utérus était relativement petit (8 centimètres) ; on retrouvait l'orifice que l'instrument avait fait dans la paroi utérine et qui correspondait au sillon des deux fibromes.

Observation 23. — Lavson Tait, in *Zewlschrift für Gëburtsh und gynaek*. Bd. XV.

Malade de 29 ans. Un enfant. Myome sous-muqueux, utérus gros comme une grossesse de 4 mois. Dysménorrhée, métrorrhagie.

On lui fait une séance d'électrisation, suivie de quelques douleurs.

Après une 2ᵉ séance d'électrisation à 20 milli-ampères, il se produit de nouvelles contractions utérines pendant deux jours.

Puis expulsion de fragments de tumeurs à odeur fétide.

On applique deux fois encore le courant continu, on enlève avec la curette de nouvelles masses putréfiées ; on draine l'utérus.

La malade meurt 5 jours plus tard de péritonite.

Observation 24. — Agostini, *Montpellier Médical*, 1885, n. série, t. V, p. 397.

42 ans, 5 grossesses et 2 avortements.

Porte une tumeur fibreuse d'utérus depuis plusieurs années.

A été traitée par des cautérisations ignées sur le col, par des injections d'ergotine et par l'électrisation.

En septembre 1885, frissons, fièvre, coliques utérines violentes à caractère expulsif : arrivée de règles très douloureuses. Les douleurs et la fièvre durent 7 à 8 jours, la tumeur utérine est devenue très sensible à la pression.

13 *septembre*. — Les règles ont cessé, les coliques ont disparu, le ventre n'est plus douloureux, sauf au niveau du ligament large droit.

La tumeur utérine remonte à deux travers de doigt au-dessous de l'ombilic, la partie supérieure de la tumeur est aplatie et comme déprimée. Col utérin entr'ouvert.

17 *septembre*. — Commencement d'expulsion d'un fibromyome sphacélé et putréfié. L'expulsion se continue en plusieurs fois mais l'état général de la malade devient grave. Septicémie et mort le 5 octobre.

Observations 25 et 26. — Edebohls, in *Amer. Journ. of obstetrics,*
1891, p. 620.

Deux cas de fibrome nécrosé et suppuré après électrisation.

1er *cas.* — Malade âgée de 30 ans, célibataire, bien réglée jusqu'en décembre 1889.

En mai 1889, douleurs dans le côté droit de l'abdomen pendant 6 semaines.

En janvier 1890, métrorrhagies durant 5 semaines. On trouve une tumeur utérine remontant jusqu'à l'ombilic.

On essaie le traitement électrique : du 15 février au 21 mai on fait 21 applications de courant galvanique avec toutes les précautions antiseptiques ordinaires ; après 5 ou 6 applications les hémorragies cessèrent ; après quelques autres les douleurs disparurent. A la fin du traitement électrique la tumeur avait diminué de moitié.

10 jours après, phénomènes de pelvi-péritonite.

Cul-de-sac de Douglas distendu et douloureux.

Pouls 130. Température 39,2. Phénomènes généraux graves. Puis tout s'amende au bout de 15 jours.

8 jours après, nouvelle crise, 38° ; écoulement fétide par le vagin.

On fait un curettage et injection intra-utérine. Malgré cela, phénomènes de septicémie s'accentuent. On décide l'hystérectomie abdominale le 19 juillet 1890.

On fait d'abord un lavage intra-utérin ; on met une mèche dans l'utérus, on ferme le col.

On lave le vagin.

Puis on pratique l'hystérectomie abdominale totale. On trouve quelques adhérences, trace de péritonite ancienne. L'opération dure 2 heures. La malade ne sort pas du shock opératoire et meurt 14 heures après.

Examen de la tumeur. — L'utérus a une cavité de 12 centi-

mètres ; il contient dans ses parois deux fibromes interstitiels entièrement gangrenés et suppurés ; ils occupent la paroi antérieure de
l'utérus épaissie ; le tissu utérin au voisinage est infiltré de pus. La
muqueuse utérine au contact de la tumeur est d'aspect diphtéroïde.

2ᵉ *cas*. — Malade ayant un fibrome atteignant deux travers de
doigt au-dessous de l'ombilic. Traité pendant 2 mois par l'électricité.

On décide l'hystérectomie qu'on ne pratique qu'un mois après
l'entrée de la malade à l'hôpital, quand on l'a guérie de sa morphi-
nomanie.

Opération le 13 juin 1890. Hystérectomie abdominale totale.
La malade meurt le lendemain.

On trouve un fibrome nécrosé et suppuré de l'utérus.

Dans ces 2 cas, le Dʳ Edelbols croit que la nécrose est due à
l'électricité qui, produisant des contractions des fibres hypertrophiées des fibromes, y détermine une gêne circulatoire amenant la
nécrose, et plus tard la suppuration.

OBSERVATIONS 27 et 28. — CHADWICK, in *Boston Méd. Journal*,
29 avril 1897, p. 407.

Chadwick cite 2 cas de fibromes interstitiels, sphacélés et purulents, à la suite d'électrisation par la méthode du Dʳ Apostoli, sans
ponction de la tumeur.

Dans les 2 cas, il y eut fièvre continue, douleurs, ramollissement de la tumeur et écoulement de pus par le vagin.

2. FIBROMES OUVERTS DANS LE VAGIN

OBSERVATION 29. — LEBERT, in *Anat. Path.*, t. I, p. 166.

Lebert cite le cas d'une vieille femme du service de Velpeau ayant
en apparence deux orifices utérins : en avant de l'orifice réel, il y
avait une ouverture communiquant avec une cavité remplie d'une
masse calcaire.

A l'autopsie on trouva que cette cavité qui était ouverte dans le vagin était creusée dans une tumeur fibreuse.

OBSERVATION 30. — SALIUS, in *Observ. med. rar. Francof,* 1665, p. 649.

Salius cite le cas d'une vieille religieuse qui, après avoir souffert pendant des mois de crises utérines, a rendu spontanément un calcul utérin irrégulier gros comme un œuf de canne. Les douleurs cessèrent, mais l'utérus continua de fournir un écoulement séro-purulent et la malade mourut d'épuisement.

3. FIBROMES OUVERTS DANS LA CAVITÉ PÉRITONÉALE

OBSERVATION 31. — VIARDIN, in *Soc. anat.,* 1836, p. 47.

Polype utérin pris pour une môle hydatiforme et ayant perforé le péritoine.

32 ans, 2 enfants. Depuis 18 mois, métrorrhagies et douleurs abdominales vives.

Depuis 6 mois, augmentation du volume de l'utérus et développement des seins.

Depuis 1 mois, diarrhée, douleurs utérines expultrices.

Il y a 8 jours, on sent à travers le col utérin ouvert un corps mou, frangé, laissant couler des débris sphacélés fétides.

On fait des tentatives de dilatation avec une éponge et des injections intra-utérines avec une solution de chlorate de soude ; pendant une de ces injections, la malade ressentit tout à coup une grande tension et une grande sensibilité dans le ventre qui ne firent que s'accroître jusqu'à la mort, 24 heures après.

A l'autopsie, Cruveilhier constata un polype volumineux, atteint de gangrène par suite de laquelle l'utérus sphacélé lui-même était devenu le siège d'une perforation du côté de la cavité péritonéale.

Observation 32. — Maisonneuve, *Soc. chirurgie*, 1851, p. 267.

Cite une tumeur volumineuse occupant la paroi postérieure de l'utérus. La couche celluleuse interposée entre la tumeur et les fibres utérines était infiltrée de pus, et une ulcération située au sommet de l'utérus faisait communiquer la couche purulente avec le tissu cellulaire sous-péritonéal et la cavité péritonéale.

Oservation 33. — Larcher, *Arch. Médecine*, 1867, II.

Malade morte de péritonite 2 jours après son entrée à l'hôpital le 21 février 1866.

Autopsie. — Polype fibreux mollasse, d'odeur fétide, noirâtre, remplissant la cavité du col utérin, et naissant à l'union du col et du corps.

En arrière, au niveau de la paroi postérieure du col, il existe une surface ulcérée, intéressant toute l'épaisseur du tissu utérin, puis on voit une solution de continuité irrégulière au-dessous de laquelle col utérin et rectum adhèrent. Cette adhérence limite une sorte de poche formée à gauche de l'utérus par les organes du petit bassin agglutinés.

Cette poche remplie de pus n'était pas fermée à la partie supérieure, au niveau de laquelle elle communiquait largement avec la cavité péritonéale.

Observation 34. — Boscredon, in *Thèse* Bernaudeaux, 1857.

Boscredon présente à la Société anatomique une tumeur grosse comme une pomme implantée sur la lèvre antérieure du col et se confondant avec la face antérieure de l'utérus.

L'examen de cette tumeur par M. Robin démontra sa nature fibreuse : au centre existait une cavité remplie de pus : sur sa face antérieure un point un peu déprimé et à ce niveau quelques orifices communiquant avec le centre et donnant issue à du pus sanieux qui s'écoulait dans la cavité abdominale.

Observation 35. — Duncan, in *Medic. Times and Gazette,* 1885, t. I, p. 38.

Duncan cite un cas où, après ménopause, une tumeur fibreuse s'est putréfiée dans sa coque : puis la coque s'est rompue dans le péritoine, d'où mort par péritonite aiguë.

Observation 36. — Vogel, *Icones histol. Path.,* p. 14.

44 ans, domestique, ayant une grosse tumeur du volume des 2 poings, naissant au fond de l'utérus, adhérente à l'épiploon et parsemée à sa surface de cavités irrégulières remplies de sang et de pus.

Une partie du contenu s'était répandu par rupture dans la cavité abdominale et avait déterminé une péritonite mortelle.

Observation 37. — Rokitansky, *Lehrb. der path. Anat.,* 1861, t. III, p. 483.

Rokitansky cite une tumeur fibreuse pédiculée du volume d'un œuf de poule, plongeant dans une poche remplie de pus, adhérente au rectum et percée de trois ouvertures ouvertes dans la cavité péritonéale.

Observation 38. — Terrillon, in *Soc. anat.,* mars 1872, p. 104.

Myome utérin. Dégénérescence graisseuse et purulente. Calculs biliaires.

62 ans. Depuis 3 ans, écoulement vaginal purulent. Au toucher : oblitération de la partie supérieure du vagin, changée en un tout petit canal donnant issue à un liquide purulent.

Utérus volumineux et bosselé : le doigt ne peut atteindre le col.

La malade meurt d'une attaque convulsive indéterminée.

Autopsie. — Utérus du volume des 2 poings.

A la partie supérieure de la face postérieure, 2 petits myomes. Dans la cavité utérine, un polype qui la remplit : ce polype par une longue base s'implante sur la paroi antérieure. Son pédicule est dur ; son extrémité et sa surface ramollie offrent une dégénérescence graisseuse dont les débris prennent un aspect puriforme semblable à celui de l'écoulement observé pendant la vie.

La surface intérieure de la paroi utérine postérieure n'offre rien de particulier.

Le vésicule biliaire contient à chaque extrémité un calcul de la grosseur d'une noix.

OBSERVATION 39. — LABAT, *Soc. anat.*, 1880, p. 345.

47 ans, souffre du ventre depuis 5 ou 6 mois, l'abdomen a grossi. Tumeur utérine remontant à 6 travers de doigt au-dessus du pubis, pertes considérables.

Le 9 novembre 1879, douleurs redoublent avec caractère expulsif : il sort une masse volumineuse, putréfiée, d'odeur fétide. Des fragments sphacélés sortent encore les jours suivants.

Le 14 novembre, frissons, fièvre, commencement de septicémie : mort le 20 novembre.

Autopsie. — Péritonite : pus dans le petit bassin, abcès au point où la trompe droite pénètre dans le tissu utérin, abcès creusé dans la paroi de la matrice et ouvert dans le péritoine.

La trompe droite est pleine de pus : la gauche est normale.

Cavité utérine : 14 centimètres, remplie d'une masse putrilagineuse fétide, analogue aux débris expulsés, adhérente à toute la face de la cavité.

Toutes les parties éliminées avaient la structure des fibromes utérins.

OBSERVATION 40. — ORTHMANN, in *Centralbl. für Gynec.*, 1886, vol. XV, n° 45, p. 735.

Myome utérin suppuré avec perforation utérine.

42 ans, réglée à 18 ans, mariée depuis 3 ans.

Dans ces dernières semaines, douleurs dans le ventre et fièvre. Vomissements.

Douleur à la miction et à la défécation.

Utérus gros comme une tête de fœtus à terme, rétrofléchi et fixé. Canal cervical ouvert, on y sent une masse molle, nécrosée, purulente.

Laparotomie. — Péritonite généralisée.

En essayant de libérer l'utérus, il s'écoule du pus épais et fétide dans la cavité péritonéale. En ce point, le fibrome qui siège dans la cavité utérine a perforé la paroi de la matrice.

On enlève l'utérus et les annexes droites. Mort le 4ᵉ jour.

C'était un myome de 6 à 8 centimètres de diamètre; la perforation siégeait au niveau du fond de l'utérus.

Observation 41. — Martin, in *Centralbl. für Gynec.*, 1886, n° 26, p. 419.

Martin présente à la Société d'Obstétrique et Gynécologie de Berlin un corps utérin enlevé par hystérectomie abdominale supravaginale pour péritonite septique.

Multipare, 42 ans, mariée depuis le commencement de l'année, règles irrégulières.

Depuis 6 semaines, fièvre violente et tous les symptômes d'une péritonite grave.

La malade fut amenée à Berlin dans un état de collapsus profond et l'on tenta une hystérectomie comme dernière chance de guérison.

On trouva un utérus rempli par un fibrome suppuré, qui avait perforé la paroi utérine et était adhérent au sacrum et à la région du promontoire. Dans l'abdomen pus fétide et péritonite généralisée.

L'opération agit momentanément bien sur la malade, mais le 3ᵉ jour les symptômes de péritonite réapparurent et la malade mourut. Les *streptocoques* que l'on avait déjà trouvés dans le pus au moment de l'opération furent retrouvés dans l'abdomen à l'autopsie. Le moignon utérin était en bonne voie de guérison.

Observation 42. — Nicholson et Evans, in *British Medic. Journ.*,
2 février 1895, p. 250.

Fibrome interstitiel nécrosé et rompu dans le péritoine. Hystérectomie.

C..., H., 31 ans, veuve, mère de plusieurs enfants, admise à l'hôpital le 3 janvier 1895.

Depuis 4 ans, après la naissance de son dernier enfant, elle eut une fistule vésico-vaginale et des phénomènes de pelvi-péritonite.

Il y a un mois, pendant une semaine, fortes douleurs abdominales, vomissements. Puis tout se calma pendant quelques jours.

Les phénomènes reparurent il y a 3 jours et ne cessèrent pas jusqu'à son entrée à l'hôpital.

État à son entrée. — Température 38°, pouls très rapide. Langue saburrale, tympanisme abdominal, vomissements.

Utérus fixé.

Diagnostic : péritonite aiguë dépendant de quelques lésions pelviennes.

Laparotomie. — Anses d'intestin grêle distendues, congestionnées ; les intervalles occupés par des caillots noirâtres, d'odeur putride, non fécale.

En écartant les caillots, on introduit la main gauche dans le petit bassin, et on sent l'utérus avec une tumeur ramollie, attachée au côté gauche du fond. Le ligament large gauche était aussi épaissi. A première vue, on pense à une grossesse tubaire ; mais en regardant de plus près, on voit qu'un fibrome intrapariétal est la source de l'hémorragie.

On fait l'hystérectomie avec pédicule extrapéritonéal ; on lave le péritoine et on draine. La malade meurt 20 heures après.

Autopsie. — Abdomen très distendu. Intestin agglutiné par fausses membranes. Un petit caillot dans la fosse iliaque gauche et un peu de sang liquide dans le petit bassin.

L'examen de la pièce montre un fibrome intrapariétal du volume d'une noix, nécrosé, suppuré et rompu dans le péritoine.

4. FIBROMES AYANT PERFORÉ LE VAGIN, LA VESSIE OU L'INTESTIN

OBSERVATION 43. — Roux, Mém. sur les polypes utérins, *Journal médical,* 1801.

Roux a vu une perforation du vagin par une tumeur fibreuse qui s'était enchatonnée entre ce canal et le rectum.

OBSERVATION 44. — LISFRANC et FLEMENING, Clinique de la Pitié, 1843, p. 78, t. 2.

Lisfranc et Flemening citent un myome calcifié provenant de la face antérieure de la matrice pénétrant par ulcération dans la vessie et donnant des symptômes de lithiase vésicale.

OBSERVATION 45. — DEMARQUAY et SAÍNT-VEL, in Traité des maladies de l'utérus, p. 157, et *Bullet. Soc. Chir.,* 1858-9, t. IV, p. 526.

Malade entrée dans le service de Monod à la Maison de Santé.

Fièvre, contractions utérines douloureuses. Difficulté de la miction et défécation, accompagnant un corps fibreux qui dilatait l'utérus enclavé dans le petit bassin et dépassant de deux travers de doigt la symphyse pubienne.

La paroi antérieure de l'utérus et les deux parois de la vessie étaient perforées dans l'étendue d'une pièce de cinq francs et la vessie se vidait en partie dans l'utérus, en partie par l'urètre. Le doigt introduit dans la cavité utérine et replié en crochet arrivait sur la symphyse pubienne.

La malade succomba à une péritonite généralisée.

OBSERVATION 46. — ROTUREAU, in *Bulletin Soc. Anat.,* 1842, p. 135. (Résumée).

Fibrome kystique attenant au fond de l'utérus et ouvert dans l'intestin grêle.

Cav..., M., 32 ans, accouchée il y a deux ans d'un enfant bien conformé. Pendant sa grossesse elle s'aperçut qu'il se développait en même temps que sa matrice une autre tumeur qui séparait l'abdomen en 2 parties égales ; cette tumeur s'accrut jusqu'au 4ᵉ mois de la grossesse qui ne fut pas interrompue. Accouchement naturel et suite de couches normales. La tumeur conserve son volume.

Quatre mois après l'accouchement, la tumeur s'enflamma et le ventre devint très douloureux.

La malade va à l'hôpital où Dubois et Depaul constatent la présence d'une masse grosse comme une tête de fœtus à terme, siégeant dans la fosse iliaque droite, mate dans toute son étendue. Ils pensèrent qu'elle contenait un liquide séreux et était un kyste de l'ovaire droit.

Sous l'influence du repos et d'une médication appropriée, la tumeur diminua de volume et redevint de la grosseur du poing. La malade sort de l'hôpital.

Elle redevient enceinte en octobre 1841 ; le 28 décembre fausse couche. La tumeur, jusque-là stationnaire, grossit de nouveau. Ventre douloureux, vomissements bilieux.

La malade rentre à l'hôpital le 21 janvier 1842. Tumeur ayant 73 centimètres de circonférence, occupe principalement la fosse iliaque droite, mais se prolonge jusque dans la gauche, elle a la grosseur d'une tête d'adulte, sonorité extrême dans tous les points, son tympanique.

Ventre tendu, douloureux. Métrorrhagies.

Col mou, assez dilaté pour permettre l'introduction de l'index.

M. Gerdy pense que la tumeur est une grossesse extra-utérine, interrompue à 2 mois et demi ou 3 mois, que le fœtus, contenu dans la hampe ou la cavité péritonéale, est putréfié, ce qui donne lieu au développement de gaz expliquant la sonorité de l'abdomen.

Pouls 130, fièvre, ictère.

Le 9 février, vomissements bilieux, état général grave.

Cinq ou six garde-robes de matières alvines purulentes, avec flocons jaunes blanchâtres, fétides. Affaiblissement progressif ; mort le 22 février.

Autopsie. — Un tissu cellulaire lâche fait adhérer la tumeur à la paroi abdominale antérieure depuis deux centimètres au-dessus de l'ombilic jusqu'au niveau de la symphyse pubienne et sur une largeur maximum de 19 centimètres.

Cette tumeur tient au fond de l'utérus par un pédicule de 3 centimètres de long sur 2 centimètres d'épaisseur; ce pédicule est plein.

La paroi postérieure de la tumeur adhère à l'intestin grêle sur une étendue de 9 centimètres environ. Deux ouvertures de communication existent entre l'intérieur du kyste et l'intestin; une des communications, la plus large, ayant un centimètre et quart de diamètre, est située à 7 centimètres de la valvule iléo-cæcale, et l'autre, la plus petite, ayant 9 centimètres de diamètre, est située plus haut, à 2 centimètres de la précédente. Ces perforations existent, comme on le voit, dans les points où un gargouillement manifeste se produisait quand on pressait un peu fortement sur la tumeur.

En haut la tumeur adhérait à la convexité du côlon transverse, mais là, l'adhérence était très fragile et il n'y avait pas de communication.

Les parois de la tumeur incisée sur le côté droit où elle n'est pas adhérente ont une épaisseur de 1 centimètre environ : cette tumeur kystique contient une matière jaunâtre, infecte, de la consistance d'une bouillie molle. L'intérieur du kyste, détergé de cette bouillie à odeur gangreneuse, par un filet d'eau, laisse voir des lambeaux demi-fibreux, demi-charnus, rougeâtres et friables : on peut en retirer plusieurs qui sont libres à l'intérieur de la tumeur.

L'utérus n'a pas un volume plus considérable qu'à l'état normal : mais en avant et en arrière du ligament large droit, attenant à l'utérus sont deux petites tumeurs de la grosseur d'une aveline, dures au toucher et criant sous le scalpel qui les coupe. Leur intérieur est jaune, strié de veines d'une couleur moins foncée : à leur circonférence est une coque blanche et résistante. Les annexes sont saines. Le péritoine qui n'est pas adhérent est sain aussi.

5. FIBROMES AYANT PERFORÉ LA PAROI ABDOMINALE

Observation 47. — Pinault, in *Soc. anat.*, 1828, p. 5.

Fibrome sphacélé et suppuré avec perforation abdominale et péritonite.

Autopsie. — Utérus très volumineux, régulièrement développé comme une grossesse de 6 mois. L'orifice vaginal du col utérin est dilaté comme une pièce de 5 francs et à travers cet orifice on touche un corps mollasse, d'apparence vasculaire.

Une escarre gangreneuse existait à la paroi abdominale : cette escarre avait déterminé une perforation qui conduisait jusque sur la face antérieure de l'utérus. Il y avait une inflammation circonscrite du péritoine et un vaste foyer purulent.

L'utérus incisé, on vit que la tumeur était un corps fibreux ramolli, infiltré de sang et de sérosité, qu'elle était développée dans l'épaisseur de la paroi postérieure, entre le corps de l'utérus et la membrane muqueuse et que cette tumeur commençait à s'engager dans le col utérin.

Observation 48. — Loir, *Soc. chirurg.*, 1851, t. II.

Loir cite un corps fibreux de la grosseur du poing ayant usé la ligne blanche, et sortant à travers la peau gangrenée sous la forme d'une masse fongueuse et noirâtre.

Observation 49. — Huguier, 1850. *Hystérotomie*, p. 180.

Huguier cite un corps fibreux qui après avoir perforé entièrement la paroi abdominale, faisait saillie au dehors à 5 centimètres au-dessus du pubis.

Observation 50. — Koeberlé, in *Gaz. médic. Strasbourg*, 1864, .p. 19.

Kœberlé cite un cas d'une tumeur fibreuse faisant saillie à

travers les téguments de la paroi abdominale détruite par une ulcération à la suite d'un vaste phlegmon accompagné de péritonite, d'où étaient résultés des décollements très étendus des tissus sous-cutanés et une fistule stercorale de l'intestin grêle.

Observation 51. — Dumesnil, in *Gazette des hôpitaux*, 1869, p. 22.

Fibrome gangrené éliminé à travers la paroi abdominale.
Guérison.

Malade d'Elbeuf, pas d'enfant.

A 37 ans, commence à souffrir du côté gauche, règles bimensuelles, apparition de tumeur.

Quatre ans plus tard, plusieurs poussées de péritonite partielle.

En juin 1867, on fait une ponction qui ne donne rien.

En août 1867, état général bon. Tumeur allant jusqu'à l'ombilic, sans bosselures, non fluctuante, fixe.

En octobre 1867, sur plusieurs points de la tumeur à travers la peau, on voit plaques brûnatres, peau amincie, crépitation gazeuse, sonorité à la partie antérieure.

En février 1868, ces plaques s'ulcèrent : au-dessous et à gauche d'ombilic, ulcération d'au moins douze centimètres par où sort un champignon ichoreux et fétide.

L'élimination se continue spontanément : une masse macérée et desséchée sort retenue par un pédicule qui se rompt de lui-même, la malade ne voulant pas qu'on y touchât.

En octobre, le ventre est redevenu souple et indolent : il y a une cicatrice à la place de l'ulcération : on y sent une éventration admettant 3 doigts et plus profondément les restes de la tumeur du volume du poing.

6. FIBROMES INTRACAVITAIRES, SEPTICÉMIE

A. **Mort après intervention**

Observation 52 (inédite). — Communiquée par notre maître le
Dʳ Richelot.

Fibrome putréflé. Hystérectomie vaginale.

Mᵐᵉ L..., 6o ans, a commencé à perdre du sang 6 ou 7 ans
après sa ménopause.

A été traitée pendant 18 mois à Niort par des pansements
vaginaux.

Depuis 6 semaines, fièvre, malaises, pertes très fétides ;
diarrhée. Le Dʳ Duplouy de Rochefort diagnostique un fibrome et
conseille à la malade de se faire opérer à Paris.

Entre dans le service fin septembre 1896. Malade très cachec-
tique, teint jaune blafard, température 4o°, état général grave.

A l'examen, gros utérus, col normal, écoulement extrêmement
fétide : le Dʳ Richelot pense à un cancer du corps utérin.

Recherche la cause de la fièvre : rien aux reins, rien aux
poumons : elle est dans le foyer septique utérin. Aussi malgré le
danger d'opérer en pleine septicémie, la seule chance de guérison
est d'enlever le foyer septique.

Opération le 3 octobre 1896. Hystérectomie vaginale. Opération très laborieuse (dure deux heures) à cause du volume de
l'utérus et des précautions à prendre pour protéger le péritoine
contre le contenu horriblement fétide de l'utérus. Ce n'est pas un
cancer du corps : c'est un fibrome intracavitaire ramolli et
putréfié.

La journée se passe bien. Le lendemain, température, 37°,2,
bon pouls. Va bien jusqu'à 2 heures du matin, tout à coup, syncope et mort en quelques minutes.

Pas d'hémorragies, probablement syncope par myocardite chez
une femme très infectée.

Observation 53. — Cockle, *Medical Times*, 1863, II, p. 484.

39 ans, célibataire. Hémorragie depuis 2 ans.

Tumeur putréfiée distendant le vagin, on l'enlève en partie. La malade ressent une telle douleur qu'on arrête l'extraction, 2 jours après signes de péritonite et mort le soir.

Autopsie. — Péritonite généralisée.

Utérus distendu par le reste de la tumeur qui s'insérait à la paroi postérieure. La muqueuse utérine ramollie, noirâtre, infiltrée de pus. De plus, ovaire droit plein de pus qui s'écoule dans la cavité péritonéale.

Observation 54. — Lelong, *Soc. Anat.*, 1867, p. 123.

49 ans. Ménopause à 44 ans.

Depuis 2 ans, pertes et augmentation de volume du ventre.

Actuellement tumeur abdominale du volume d'une tête d'enfant, solide, bosselée, irrégulière et immobile. Au spéculum, col entr'ouvert, laisse sortir un polype.

Le 20 janvier, on enlève le polype facilement.

Le 24, la malade est prise de diarrhée abondante et fétide qui se continue jusqu'à sa mort, le 4 février.

Autopsie. — Péritonite généralisée. Collection purulente verdâtre dans les culs-de-sac antérieur et postérieur, fausses membranes récentes et brides fibreuses anciennes.

Tumeur fibreuse occupant le fond de l'utérus et fixée par des adhérences au petit bassin.

Observation 55. — Berthault, *Soc. Anat.*, 1880, 4e série, t. V, p. 318.

52 ans, 6 grossesses dont une fausse couche. La dernière grossesse il y a 14 ans.

Troubles menstruels depuis 8 ans.

Guéry. 7

Depuis 4 ans, écoulement par le vagin de 3 à 400 grammes par jour d'un liquide trouble, parfois verdâtre, épais, riche en albumine, globule de pus. Trélat pense à un kyste ovarien en communication avec cavité utérine.

En octobre 1880, écoulement devient fétide.

En décembre, poussée de pelvi-péritonite.

3 mars 1881, ablation d'un polype intra-utérin de 300 grammes, on sent un énorme myome dans la partie droite de l'utérus.

Péritonite. Mort le 26 mars.

Autopsie. — Péritonite, un verre de pus.

Utérus. — Sur la paroi antérieure de sa cavité, petite saillie du volume d'une amande, reste du pédicule du polype.

Dans la paroi droite de la matrice, tumeur sphérique formée d'une partie supérieure solide très vasculairs (myome télangiectasique) et d'une partie supérieure cavitaire contenant un liquide séro-sanguinolent et purulent.

OBSERVATION 56 — DOLÉRIS, *Arch. Tocologie*, 1883, p. 134.

Polype fibreux inséré au fond de l'utérus pris pour une môle hydatiforme. Hémorragies répétées.

Tentatives d'extraction.

Péritonite : mort par septicémie.

Autopsie. — Pus dans tout l'abdomen.

Utérus triplé de volume. Petits fibromes interstitiels putréfiés. Lymphatiques utérins et péri-utérins pleins de pus. Ganglions pelviens hypertrophiés, 2 ramollis et un suppuré.

Microcoques dans le sang.

OBSERVATION 57. — LEDIARD, *Obstetr. Transact.*, 1884, vol. 26, p. 193.

Myome utérin fibro-kystique.

36 ans. Mort par septicémie. Infarctus purulent dans les reins.

Mort due probablement à cathétérisme utérin septique et érosion de muqueuse.

OBSERVATION 58. — SCHWARTZ, *Gaz. des hôpitaux,* 27 mars 1884.

48 ans. Masse fibromateuse gangrenée et suppurée, sortie depuis 23 jours hors du vagin.

Ablation d'une partie le 27 août, d'une autre partie le 28. Mort le 9 septembre de septicémie.

Autopsie. — Périmétrite suppurée.

Cystite purulente.

OBSERVATION 59. — NICOLL, in *New-York Med. Journal,* 1882, p. 178.

43 ans. Une fausse couche, 2 enfants, le dernier il y a 18 ans. Bien réglée jusqu'à il y a deux ans. Depuis, règles viennent tous les 3 mois.

Actuellement volumineuse tumeur remplissant le vagin et l'utérus jusqu'au niveau d'ombilic. En plus, autre masse à gauche de l'utérus, mobile et semblant un fibrome sous-péritonéal pédiculé. Les pertes continuent.

Le 4 avril 1881, on pratique l'ablation de la tumeur par morcellement. Lavage intra-utérin à l'acide carbolique.

Mort le 5 avril, septicémie.

Autopsie. — Paroi postérieure du vagin sphacélée couverte d'une membrane grise.

Cavité utérine : 13 centimètres, tapissée également d'une membrane grise, diphtéroïde ; sur sa paroi postérieure, cavité purulente de 5 centimètres de diamètre, pleine de débris putréfiés ; en ce point la paroi utérine est réduite presque à la séreuse péritonéale.

Les 2 ovaires kystiques.

Examen du sang : diminution des globules rouges et augmentation des globules blancs.

Observation 60. — Cullingworth, in *Transact. of obstetr. Society*, 1894, p. 268.

Volumineux fibrome intestinal gangrené. Hystérectomie abdominale. Mort au 5ᵉ jour.

61 ans, ménopause à 50 ans. Pas de pertes depuis.

Tumeur abdominale du volume d'un utérus gravide à terme. A grossi surtout depuis décembre 1893. Gêne de la miction.

Affaiblissement, fièvre et vomissements persistants depuis 3 semaines.

Hystérectomie abdominale sus-vaginale.

La malade va bien pendant 2 jours, puis les phénomènes de septicémie reparaissent et elle meurt le 5ᵉ jour.

Autopsie. — On trouve 3 ou 4 onces de sang septique dans le moignon.

Examen de la tumeur. — Poids 12 kilogrammes.

Odeur de poisson pourri. Couleur gris jaunâtre ; à son intérieur, large cavité irrégulière contenant un liquide d'odeur infecte mélangé a du tissu nécrosé.

Observation 61. — Delestre, *Soc. anat.*, 18 mars 1898.

Malade, 49 ans. Pas d'autres troubles antérieurs qu'un écoulement de liquide roussâtre entre ses règles, n'a de fièvre que depuis le 14 mars.

Entre à l'hôpital avec le diagnostic de rétention placentaire, est déjà dans un état général grave.

Elle a, sortant de l'utérus, une masse qui fait saillie dans le vagin, qui donne au toucher la sensation d'un placenta. Mais on constate que c'est un fibrome putréfié.

M. Lejars en fait l'ablation par la voie vaginale, la malade n'étant pas en état de supporter une hystérectomie. Elle succombe quelques heures après l'opération.

A l'autopsie on trouve en plus une trompe sphacélée et pleine de pus et des abcès miliaires dans le foie et les reins.

B. Fibromes intracavitaires. Septicémie. Mort sans intervention.

OBSERVATION 62. — CHIARI.

52 ans, 9 enfants, depuis 3 ans tumeur utérine.

Survinrent hémorragies, expulsion de masses putréfiées, écoulement très fétide, fièvre, péritonite. Mort.

Autopsie. — Utérus distendu comme dans les jours qui suivent un accouchement. Surface interne gangrenée et réduite en bouillie d'un rouge brun. Dans plusieurs endroits existaient des enfoncements sinueux où la paroi utérine avait disparu presque tout près du péritoine. Quelques veines péri-utérines contenaient du pus.

OBSERVATION 63. — CHANTREIL, Soc. anat., 1867, p. 588.

Tumeur fibreuse infectée, phlébite des sinus utérins.

46 ans, pertes depuis 8 ans.

Entre à l'hôpital très anémiée et dans un état général grave.

Quelques jours après, frissons, fièvre, prostration, état typhique. Mort.

Autopsie. — Pus dans les veines du petit bassin.

Pus dans les ligaments larges.

Utérus et la tumeur forment une seule masse du volume d'un utérus de 6 mois, du poids de $4^{kgr},250$.

Dans toute l'épaisseur de la tumeur, on voit les orifices de section des veines dilatées et contenant des caillots fibrineux ; à la partie supérieure et à la partie inférieure les sinus acquièrent le volume d'une plume de corbeau.

OBSERVATION 64. — GOSSELIN, Soc. anat., 1863, p. 182.

38 ans, hémorragies depuis 4 ans.

Tumeur utérine arrondie, régulière.

Entre à l'hôpital le 10 décembre 1862.

Le 14 janvier, hémorragie, douleurs, frissons, vomissements, état général grave qui continue jusqu'au mois de mars.

Le 12 mars, expulsion d'une partie considérable de la tumeur, odeur fétide.

Phénomènes d'infection et de septicémie s'accusent. Mort le 16 avril.

Autopsie. — Péritonite généralisée, pus et fausses membranes surtout dans l'excavation pelvienne.

Utérus à parois hypertrophiées et dures, contenant dans leur épaisseur un corps fibreux gros comme une noisette, cavité utérine agrandie, contenant une certaine quantité de pus sanieux ; sur sa paroi antérieure on voit une cavité anfractueuse, irrégulière, remplie du même pus.

OBSERVATION 65. — GIRAUDEAU, *Soc. anat.*, 1882, p. 353.

Fibrome sphacélé. Septicémie et embolie gangreneuse.

42 ans. Entrée à Saint-Antoine le 23 mai 1882.

A 24 ans ascite, subit 15 ponctions en 18 mois.

Mariée à 30 ans, pas d'enfants.

Très bonne santé jusqu'en mai 1882.

Le 15 mai, vive douleur abdominale. Vomissements bilieux.

Le 23, état général grave, température, 39°,5, pouls 110, albumine, langue noire, ventre ballonné, tumeur utérine remontant à 3 travers de doigt de l'ombilic, peu mobile.

Le 24 mai, plaques rouges sur la face antérieure de l'avant-bras gauche.

25. — Gangrène de l'avant-bras gauche. Mort à 6 heures.

Autopsie. — Pas de péritonite aiguë. Adhérences anciennes.

Au niveau du corps utérin, fibrome interstitiel du volume d'une tête d'adulte dans la moitié gauche de l'organe, recouvert par le péritoine épais et adhérent.

Cette tumeur calcifiée présente dans son intérieur de vastes sinus tortueux à parois calcaires contenant des détritus sanieux et brunâtres d'une matière semi-liquide, contenant encore en suspension de petits corps bruns dont le volume varie d'un grain de sable à un pois et que le microscope a montré formé d'hémoglobine altérée.

Les veines utérines et iliaques internes contiennent du sang noirâtre et poisseux et communiquent en un point avec un des sinus.

Les veines de la circulation générale contiennent des caillots gelée de groseille mélangés à des gaz qui les distendent.

Le tissu cellulaire sous-cutané et intermusculaire est infiltré de sérosité roussâtre.

II. FIBROMES SUPPURÉS PENDANT OU A LA SUITE DE LA GROSSESSE

I. — GUÉRISON APRÈS OPÉRATION

Observation 66. — Neugebauer Ludwig, in *Monatsschrift für Geburtsk*, n° 28, 1866, p. 401. (Résumée.)

Fibrome sous-péritonéal pédiculé et suppuré.

Jeanne Z..., 35 ans.

Réglée à 13 ans. Mariée à 24 ans en 1855.

1re grossesse en 1856 ; dans le cours de sa grossesse, violentes douleurs abdominales à la suite d'un refroidissement.

Accouchement et délivrance normaux.

Une heure après la délivrance, en examinant la malade, on constate qu'il reste dans le ventre une tumeur ronde, dure, d'un volume considérable.

Suites de couches normales. Dans le cours du 1er mois la tumeur diminue un peu, puis reste stationnaire.

Dans le cours des 10 années suivantes, la malade a 4 grossesses normales : la dernière en mars 1865. La tumeur persiste.

En juin de la même année, elle ressent de vives douleurs dans la région de la tumeur ; elle se ramollit superficiellement, et s'ouvre spontanément à la peau au-dessous de l'ombilic, au mois de juillet. Il s'écoule du pus fétide. L'orifice, qui était au début du calibre d'un pois, s'agrandit progressivement.

La malade s'amaigrit beaucoup ; mais ne présente pas de fièvre.

Examen de la malade. — On trouve par la palpation abdominale une tumeur du volume d'un fœtus de 5 à 6 mois. Tumeur ronde, complètement médiane, adhérente à la paroi abdominale antérieure. Une palpation plus profonde la montre se prolongeant vers le petit bassin par un cordon fibreux dur qui la rattache probablement à l'utérus.

Le toucher vaginal montre que la tumeur n'est pas mobile avec l'utérus, mais quand on tire fortement sur la tumeur, l'utérus est entraîné en haut ; c'est donc très probablement un fibrome utérin pédiculé.

L'ouverture de la fistule abdominale est au milieu de la ligne blanche sous-ombilicale ; elle a un diamètre d'un doigt , des bords taillés à pic, elle donne issue dans une cavité tapissée d'une membrane pyogénique remplie d'une masse blanc grisâtre, mobile dans son intérieur sauf en un point où elle adhère.

La malade n'a pas de fièvre et ne souffre pas, néanmoins pour la débarrasser de ce foyer de suppuration on décide de l'enlever par morcellement en plusieurs fois.

Le 23 décembre, on enlève au doigt et à la curette une once de la tumeur. Le soir frissons et fièvre qui cèdent au bout de deux jours.

Le 5 janvier, ablation de 2 onces.

Le 11 janvier, 10 onces.

Le 20 janvier, on enlève le reste. On lave la poche à l'eau chaude, on tamponne.

La plaie continue à suppurer quelque temps. Puis la suppuration diminue progressivement, la poche se rétracte et à la fin de février, la plaie est complètement fermée et la malade guérit.

Examen des débris enlevés. — La masse totale de la tumeur, du poids de 25 onces, était formée en partie de tissus sphacélés à odeur fétide, en partie de masses dures, concrétions calcaires.

Au microscope, elle parut formée de fibres musculaires lisses, séparées par du tissu conjonctif peu abondant. Ces fibres, à certaines places atteintes de désintégration moléculaire, à d'autres, de dégénérescence graisseuse à divers degrés.

Les concrétions calcaires sont formées de tissu calcaire amorphe.

En somme leïomyome pédiculé de l'utérus, atteint d'abord d'un processus inflammatoire à la périphérie, puis de nécrose centrale.

Observation 67. — Mann, in *American Journal of Obstetr.*, 1887, p. 462.

Fibrome utérin. Pus dans la cavité. Grossesse récente. Hystérectomie. Guérison.

38 ans, mère de 2 enfants.

S'aperçut d'une tumeur abdominale il y a 7 ou 8 ans ; la tumeur apparut d'abord dans la région ovarienne gauche. Elle a grossi lentement.

Il y a 6 mois, fausse couche de 3 mois.

Quatre mois après, elle commença à avoir de légers frissons et de la fièvre, revenant tous les 3 ou 4 jours.

Pendant cette dernière année, elle avait maigri.

Quand je la vis, elle avait : température, 38°,5, et pouls, 120.

Ses règles revenaient tous les 15 jours et étaient très abondantes.

L'abdomen était de forme irrégulièrement conique : la tumeur était ferme, mais pas très dure, et donnant une sensation vague de fluctuation profonde. Elle n'était pas sentie à travers le vagin.

Diagnostic. — Kyste ovarique suppuré, multiloculaire avec adhérences probables.

L'opération est déclarée urgente et le résultat douteux.

L'opération est faite le 7 octobre 1886.

En ouvrant la cavité abdominale, on trouve des adhérences partout, mais lâches, faciles à rompre et non hémorragiques. La tumeur apparut blanche comme un kyste de l'ovaire et au premier abord je ne reconnus pas sa nature.

Elle me semble cependant contenir du liquide et en enfonçant profondément un trocart, j'évacuai deux litres et demi de pus.

Son pédicule était large et mince. Je mis une ligature élastique à son niveau et j'enlevai la tumeur, puis je remplaçai la ligature élastique par un clamp à demeure.

J'avais pris le plus grand soin à empêcher le pus de se répandre dans la cavité péritonéale ; mais de crainte qu'il ne s'en soit épanché quelques gouttes, je fis un lavage de la cavité péritonéale à l'eau bouillie. Sutures du péritoine au catgut et du reste au fil d'argent.

Le premier et le deuxième soir, après l'opération, la température monta à 38°,5, qu'elle n'atteint pas depuis.

Le clamp fut enlevé le 10e jour.

La malade guérit parfaitement.

En examinant la tumeur, on fut convaincu que c'était un fibrome kystique de l'utérus, et que c'était moins une tumeur distincte qu'un élargissement général du corps utérin. La cavité purulente était déchiquetée et irrégulière, et était creusée très près de la cavité utérine. La tumeur contenant le pus pesait 8 kilogrammes.

OBSERVATION 68. — HERMAN, in *The Lancet*, 8 décembre 1894.

Ablation par section abdominale d'un fibrome utérin sous-péritonéal devenu libre dans la cavité abdominale, nécrosé et creusé dans une cavité purulente.

Malade âgée de 40 ans ; entre à l'hôpital de Londres le 31 août 1892. Mariée depuis 10 ans. Bien réglée et bien portante jusqu'à ce qu'elle devienne enceinte en octobre 1891.

Le 16 juin 1892, elle accouche d'un enfant mort ; un mois après elle est forcée de se mettre au lit, symptômes fébriles.

Le Dr Hermann constate la présence de masses péri-utérines dont il fait des fibromes sous-péritonéaux.

Deux semaines avant son entrée à l'hôpital, elle est prise de violentes douleurs dans l'abdomen, de vomissements et de diarrhée.

Elle entre à l'hôpital, et pendant la première partie de son séjour elle est vue par le Dr Lewers qui donne sur elle la note suivante :

Il y a une tumeur dans l'abdomen, siégeant surtout du côté droit, atteignant un travers de doigt au-dessous de l'ombilic, masse irrégulière et fluctuante; à la percussion elle n'est pas précisément mate, mais elle est moins sonore que partout ailleurs. Par le vagin on sent l'utérus fixé, et le pourtour du col est induré; la cavité utérine a 8 centimètres.

En plus, signes de pneumonie à la base du poumon gauche.

Durant le mois de septembre, la température monte presque tous les soirs à 39°. Diarrhée légère mais persistante. La tumeur ne diminue pas.

On décide une laparotomie exploratrice.

Le 30 septembre on fait une petite incision sur le milieu de la ligne blanche. Le péritoine pariétal est épaissi et adhérent à la tumeur. En dehors des adhérences on ouvre une cavité purulente, on sent une masse solide dans cette cavité, on agrandit l'incision, on trouve une masse fétide de tissu solide gris blanchâtre ; cette masse est saisie et enlevée, elle était tout à fait libre dans la cavité purulente.

Cette cavité était séparée de la grande cavité péritonéale par des adhérences solides en haut et à droite ; à gauche on déchire les adhérences en ouvrant un peu la cavité péritonéale, mais l'espace ainsi ouvert semble également limité par des adhérences plus profondes.

Les parois de cette cavité avaient le caractère des parois utérines.

La cavité utérine et la cavité péritonéale furent bourrées de gaze iodoformée.

La plaie fut fermée sauf l'espace laissé pour le drainage.

La masse enlevée était formée de tissu fibreux entrelacé, c'était évidemment un fibrome utérin nécrosé en masse: il pesait 10 onces.

La température après l'opération ne monta pas au-dessus de 37°,4.

La gaze fut enlevée le 5 octobre, la cavité lavée à l'acide carbolique. La plaie était fermée le 12 novembre et la malade sort guérie le 3 décembre.

Observation 69. — Gatti, in *Policlinico Roma*, 1895
(II, Chir., p. 324).

Fibrome utérin. Avortement. Endométrite déciduale.
Abcès central du fibrome. Hystérectomie abdominale.
Guérison.

(Résumée.)

Malade, âgée de 35 ans, entre à l'hôpital de Turin le 23 février 1894.

Elle a toujours été d'une constitution délicate. Réglée à 15 ans. A 17 ans, fièvres intermittentes. Depuis deux ans, les règles viennent irrégulièrement tantôt tous les 25, tantôt tous les 15 jours, et durent de 7 à 8 jours. Pertes blanches. Constipation habituelle.

Depuis 2 ans aussi, la malade commence à remarquer, dans la région sus-pubienne et plutôt du côté gauche, le développement d'une tumeur dure, du volume d'une grosse pomme; elle ressent, surtout aux époques menstruelles, des douleurs dans la région lombaire.

Le 10 janvier 1894, après un intervalle menstruel de 25 jours, commence tout à coup une métrorrhagie considérable qui va continuer, avec des accalmies et des recrudescences, jusqu'à la fin de février.

Pendant tout ce temps, la malade est triste, affaiblie, sujette à de fréquents évanouissements, ne peut plus vaquer à ses affaires, et a souvent de la fièvre.

Dans la soirée du 22 février, les pertes deviennent plus abondantes avec expulsion de gros caillots noirâtres.

Le lendemain matin on transporte la malade très affaiblie à l'hôpital, les pertes s'arrêtent spontanément.

Examen de la malade. — A la palpation abdominale, on constate une tumeur arrivant à l'ombilic, globuleuse, de surface lisse, de consistance plutôt molle.

A l'exploration vaginale, on sent une tumeur dépendant de

l'utérus et un col mou, assez dilaté pour livrer passage à deux doigts. On pense à une fausse couche ; la malade accuse, en effet, depuis quelques mois des nausées, des vomissements, des éblouissements, des modifications du côté des seins.

On porte alors le diagnostic d'endométrite déciduale suivant un avortement dans un utérus atteint de fibrome.

Le 22 février 1894, on fait un curettage qui ramène des débris divers que le microscope montre être des villosités choriales, du tissu glandulaire et des cellules de pus.

Malgré le curettage, la température qui oscillait entre 39° et 40°,5, descend d'abord à 38°,5, mais reste les jours suivants à 38°,6 le matin et 39° le soir.

En présence de cette fièvre persistante, de la persistance aussi d'une grosse masse utérine et d'un écoulement vaginal muco-purulent, on se décide à intervenir.

Le Pr Carle pratique l'hystérectomie abdominale totale ; il trouve une masse solide irrégulièrement ovalaire, très volumineuse, dépendant de l'utérus, non adhérente aux organes voisins.

Après l'opération, la température descend à la normale et s'y maintient. La malade se sent de suite soulagée et elle quitte l'hôpital le 13 avril, 26 jours après l'opération.

Examen de la tumeur. — La tumeur a l'aspect d'un utérus gravide de 7 mois, elle est dure dans sa partie postéro-latérale droite ; elle est molle et fluctuante dans sa partie antéro-latérale gauche.

Le museau de tanche est mou et dilaté, sa muqueuse lisse. La cavité utérine, située sur le côté droit de la tumeur, est allongée et dilatée, sa surface est lisse et dure, elle présente un polype attaché au fond et deux petits fibromes interstitiels.

La masse néoplasique est développée dans la partie antéro-latérale gauche de l'utérus, là où on sentait la fluctuation.

Si on incise au point ramolli à une profondeur de 2 centimètres, on arrive dans une cavité sphérique, du diamètre d'environ 12 centimètres d'où coule un pus verdâtre, très fétide, contenant des débris sphacélés.

La partie postérieure de la tumeur a l'aspect ordinaire des tumeurs fibreuses.

Les parois de l'abcès ont une épaisseur maximum de 2 centimètres en avant, et une épaisseur minimum de 1 centimètre 1/2 en arrière, le séparant de la cavité utérine.

Annexes droites normales.

Ovaire gauche kystique.

Examen histologique et bactériologique. — Les cultures du pus donnent un seul type de micro-organismes, un coccus, plutôt petit, isolé ou en groupes, bien coloré par le Gram.

Sur bouillon à 37°, il donne, au bout d'un jour, un trouble diffus ; le jour suivant un trouble plus intense avec dépôt blanchâtre et flocons au fond du tube.

Sur agar, en strie, à 37°, il montre un développement rapide de colonies petites et rondes en amas, qui s'unissent pour former une croûte blanchâtre diffuse.

Sur sérum, mêmes colonies un peu plus grosses sur gélatine, par piqûre profonde, il se développe des colonies petites transparentes, à peine distinctes les unes des autres, le long de la piqûre, avec un petit globe au pôle inférieur.

De plus, au bout de 2 ou 3 jours, commence la fusion de la gélatine.

L'inoculation assez abondante de culture sur bouillon sous la peau d'un lapin, sous la peau et dans le péritoine d'un cobaye ne donne aucun résultat.

Nous pouvons conclure qu'il s'agit du *staphylococcus pyogenes albus.*

La paroi de l'abcès est formée d'une membrane pyogène épaisse de 1 centimètre ; le tissu musculaire situé immédiatement au-dessous est infiltré de cellules purulentes et en voie de nécrose et de liquéfaction.

La trame musculaire qui sépare la cavité de l'abcès de celle de l'utérus est formée de tissu musculaire en dégénérescence nécrotique, riche en vaisseaux artériels, veineux et lymphatiques ; la lumière de ces vaisseaux, surtout des vaisseaux sanguins, est souvent oblitérée par une substance amorphe décolorée, par des cellules de pus et des microcoques longeant la paroi du vaisseau.

La paroi de la cavité utérine est dépourvue d'épithélium, ce qui n'est pas étonnant, la malade ayant été curettée. On en trouve des traces dans les culs-de-sac des glandes qui persistent. A la surface du polype se trouvent des amas de cellules purulentes et de cocci libres ou contenus dans une cellule de pus. Le tissu conjonctif intraglandulaire est en proie à l'infiltration purulente.

Le tissu du fibrome en un point éloigné de l'abcès est formé de faisceaux de fibres musculaires lisses séparées par des stries de tissu conjonctif.

En somme, dans ce cas, il nous semble que le fibrome a interrompu la grossesse et produit l'avortement; d'autre part, la grossesse a influencé le fibrome en déterminant le ramollissement d'une de ses parties; enfin l'avortement, en produisant une endométrite septique à staphylocoques, a causé par propagation vasculaire des micro-organismes au point ramolli du fibrome la suppuration de la tumeur.

OBSERVATION 70. — GATTI, *Il Policlinico*, 1895 (II, Chir.), p. 328.
(Résumée.)

Fibrome utérin suppuré. Hystérectomie. Guérison.

Malade, âgée de 43 ans, entre à l'hôpital de Turin le 25 mars 1895.

Mariée à 30 ans; à 34 ans, il y a 3 ans, première et unique grossesse; dystocie, application de forceps. Durant l'accouchement, le médecin s'aperçoit de la présence d'une tumeur dure, mobile dans le petit bassin.

Durant 5 ans, la tumeur grossit lentement ayant une forme ronde et une situation médiane, causant des douleurs très vives surtout avant et pendant les règles.

Il y a 4 ans, la malade présente des symptômes de paralysie agitante localisés dans le bras droit, puis plus tard dans la jambe droite.

Il y a 2 ans, pendant quelques jours, elle présenta des frissons prolongés, une température élevée et une augmentation d'intensité des douleurs à l'hypogastre et dans les lombes.

Ces symptômes réapparaissent par accès soudains, sans cause apparente.

Dans ces derniers mois, développement rapide de la tumeur, constipation, état général assez bon.

Examen de la malade. — Maladie de Parkinson localisée à la main et à l'avant-bras droits.

Abdomen très augmenté de volume, surface régulière. Circonférence au niveau de l'ombilic : $1^m,04$; au-dessous de l'ombilic : $0^m,99$.

La percussion dénote une matité de presque tout l'abdomen, limitée en haut par une ligne à convexité supérieure passant à 2 centimètres au-dessus de l'appendice sternal. On sent la fluctuation et le flot.

L'examen bimanuel montre que le col utérin est en connexion et se meut avec la tumeur.

On fait une ponction exploratrice qui ne donne rien.

Opération le 4 avril. On trouve une tumeur molle et fluctuante. On fait l'hystérectomie abdominale totale.

A la suite de l'opération, très bon état, température, $38^o,7$.

La malade quitte l'hôpital 20 jours après.

Examen de la tumeur. — Tumeur sphérique, de consistance molle, en bonne partie fluctuante, pesant $11^{kgr},600$.

En l'ouvrant on trouve un sac plein de pus tapissé d'une membrane pyogénique à l'extérieur de laquelle sont des tractus de tissu musculaire d'une épaisseur d'un demi-centimètre. Une autre partie de la tumeur est formée d'une masse de tissu musculaire œdémateux, brunâtre, en voie de nécrose, du volume d'une tête de fœtus à terme ; contre cette masse, au côté droit de la tumeur totale, est située la cavité utérine réduite à un canal où une sonde cannelée s'enfonce de 12 centimètres.

Le pus contient du staphylococcus pyogenes albus.

La masse myomateuse a une partie en dégénérescence œdémateuse, une partie en voie de nécrose avec infiltration de cellules de pus.

La muqueuse de la cavité utérine est pâle, son épithélium est aplati avec atrophie des tubes glandulaires.

2. GUÉRISON PAR ÉCOULEMENT SPONTANÉ DU PUS OU ÉVACUATION DU FIBROME

OBSERVATION 71. — LEFOUR, *Th. agrég.*, 1880 (cas cité par M. Lucas CHAMPIONNIÈRE).

Fibrome et grossesse. Évacuation du fibrome purulent.

39 ans, mariée à 35 ans. Évolution simultanée d'une grossesse et d'un fibrome antérieur. A la fin d'avril 1877, au 6e mois de la grossesse, douleurs très vives au niveau du fibrome pendant quelques jours, puis pendant une dizaine de jours, écoulement considérable de pus par le vagin.

Accouchement le 17 juillet. La tumeur a à peu près disparu. En mars 1878, il n'en reste plus rien d'appréciable.

OBSERVATION 72. — SCHENK, in *Observ. med. rar. Francos.*, 1665, p. 649.

Schenk cite le cas d'une femme enceinte qui, après trois semaines de douleurs, finit par rendre, « après avoir fait un vœu solennel », trois calculs par la matrice, l'un du volume d'un œuf d'oie, l'autre d'un œuf de poule, le 3e d'une noix. L'expulsion de ces calculs fut suivi de l'accouchement.

3. MORT PAR INFECTION PUERPÉRALE APRÈS OU SANS INTERVENTION

Observation 73. — Bernutz, *Traité des maladies des femmes,*
t. II, p. 425. (Résumée.)

Fibrome et pelvi-péritonite.

Eugénie A..., entre à la Pitié le 5 janvier 1848, 28 ans,
négresse.

A 14 ans, accouchement à terme avant d'avoir été réglée : ne
voit ses premières régles qu'un mois après son accouchement.

A 15 ans, 2ᵉ grossesse, à 8 mois expulsion d'un enfant mort.

Au moment des troisièmes règles suivant cet accouchement,
suppression de l'écoulement au bout d'un jour, apparition d'une
tumeur douloureuse dans la fosse iliaque droite. Pendant plusieurs
mois règles supprimées, et à chaque époque douleurs intolérables
dans cette région.

En octobre 1841, accouchement de 2 jumeaux, au 6ᵉ mois.

Le 15 février 1842, avortement.

Le 10 novembre 1847, nouvel accouchement à 8 mois.

Vers le 10 décembre de la même année, phénomènes de pelvi-
péritonite, pertes considérables (sang et sérosité sanieuse), douleurs intenses au niveau de sa tumeur.

Entre à l'hôpital le 5 janvier 1848.

A ce moment, on constate dans son abdomen une tumeur
formée elle-même de deux parties distinctes à sommets tous deux
arrondis : une, plus considérable, généralement globuleuse, mais
offrant à sa surface des bosselures, commence à la partie moyenne
de la branche horizontale du pubis droit, remonte à deux travers
de doigt au-dessous de l'ombilic, s'incline vers l'épine iliaque
antéro-supérieure gauche et remplit toute la fosse iliaque gauche ;
l'autre grosse comme une petite orange est comprise entre l'épine

iliaque droite et la tumeur précédente : c'est elle qui est le siège des douleurs très vives ressenties par la malade.

Les phénomènes de péritonite s'amendent un peu du 7 au 12 janvier, puis reprennent le 18 et la malade meurt le 23.

Autopsie. — L'abdomen contient une grande quantité de sérosité jaunâtre, manifestement purulente, surtout dans les anfractuosités des anses intestinales. L'épanchement est plus considérable dans la fosse iliaque droite où existe du pus épais, oléagineux, d'un jaune grisâtre, d'odeur aigre, nauséabonde, mais ne rappelant en rien l'odeur des matières fécales.

L'intestin est sain : la vessie est couchée contre le pubis, aplatie par l'utérus considérablement augmenté de volume.

Cette augmentation de volume est due en grande partie au développement anormal de sa partie gauche qui forme une tumeur irrégulière, bosselée, ayant au moins le volume d'une tête de fœtus à terme : c'est cette masse qui formait la tumeur gauche sentie pendant la vie : elle est constituée par la réunion de 7 corps fibreux dont les uns, naissant du sommet de la matrice fortement repoussée à droite, paraissent complètement sous-péritonéaux, dont les autres semblent compris dans l'épaisseur du tissu utérin écarté par eux.

Au milieu de ces corps fibreux à grosses fibres blanchâtres, se trouve, éloignée à peine d'un centimètre de la face antérieure, une cavité ayant le volume d'un œuf de pigeon, à parois tomenteuses, rempli d'un liquide rougeâtre sanieux.

Le corps de l'utérus est dur, jeune : ses parois sont 2 fois plus épaisses que normalement : elles contiennent un corps fibreux interstitiel à l'union du corps et du col.

La cavité utérine a 12 centimètres : les annexes sont saines à gauche ; scléro-kystiques à droite.

Dans ce cas, la suppuration de la fosse iliaque droite semble attribuée par Bernutz à de la péritonite autour d'un fibrome : mais peut-être ne serait-ce qu'une série de crises d'appendicite.

Observation 74. — Moreau Alexis, in *Soc. anat.*, 1850, p. 364.

Primipare. 22 ans. Accouchement à 8 mois.

Il reste une tumeur indéterminée dans l'utérus.

La fièvre apparaît.

Au 9e jour, rupture d'une poche intra-utérine, écoulement de liquide séro-sanguinolent, on croit à un deuxième fœtus.

Au 15e jour, on trouve au toucher une tumeur du volume d'une tête de fœtus à terme développée dans la partie latérale gauche de l'utérus.

On l'extrait péniblement en plusieurs fois, masse ramollie, putréfiée.

La malade meurt 3 jours après l'extraction.

Observation 75. — Huguier, in *Bull. Soc. Chirurg*, 1857-1858, t. VIII, p. 92. (Résumée).

Fibrome suppuré et grossesse.

Ch..., Marie, 41 ans, cuisinière, entre à l'hôpital le 31 juillet 1857.

A eu 10 enfants. Le 22 mai 1857 fait une fausse couche de 2 mois. La sage-femme remarque au moment de la délivrance, qu'il lui reste quelque chose dans la matrice. Les règles reparaissent au bout de 6 semaines, mais la malade continue d'être souffrante.

A son entrée à l'hôpital elle est examinée par Alphonse Guérin suppléant Huguier.

Il constate dans le bas-ventre une tumeur paraissant dépendre de l'utérus ; au toucher, on sent manifestement qu'elle est située en avant de l'utérus et fait saillie dans le vagin. Une sonde introduite dans la vessie est portée en arrière et en bas vers le coccyx et fait supposer que la tumeur est située entre la vessie qu'elle refoule en arrière et la paroi abdominale ; elle paraît avoir le volume d'une tête de fœtus à terme.

M. Guérin la croit fluctuante et formée par une collection purulente : en effet la malade a de la fièvre, et des élancements dans la région de la tumeur, phénomènes qui s'accentuent le 14 août.

Le 17 août, nouvel examen. L'utérus a sa longueur normale ; il est en légère rétroversion.

La vessie est toujours aplatie en arrière par la tumeur dont elle tapisse la paroi inférieure. La fluctuation de la tumeur est plus manifeste ; elle a augmenté de volume.

Dans la nuit, agitation, dyspnée, douleur abdominale.

Le 19 août, signes de péritonite aiguë.

Rétention d'urine, on sonde la malade ; la sonde n'est plus rejetée en arrière, la tumeur a diminué de volume, il est probable qu'elle s'est vidée dans le péritoine.

Les phénomènes de péritonite s'accentuent ; la mort se produit le 25 août.

Autopsie. — La paroi abdominale ouverte, on aperçoit une tumeur du volume d'une tête d'enfant de 5 ans et de forme ovalaire ; elle simule la vessie fortement distendue. Elle est placée sur la ligne médiane et remplit tout le petit bassin ; elle n'adhère pas à la paroi abdominale, mais l'intestin grêle est fixé à sa partie supérieure par des fausses membranes épaisses et purulentes.

Péritonite partout, léger épanchement et fausses membranes entre les anses intestinales.

Lorsqu'on soulève la tumeur, on constate en arrière dans l'excavation pelvienne un épanchement purulent contenant un verre de liquide.

A la surface supérieure et droite de la tumeur existe une perforation arrondie qui s'est faite par usure et dont les bords sont diminués : le diamètre de cette perforation est celle d'une pièce de 50 centimes : une matière grisâtre s'échappe au travers. En arrière de cette perforation on en rencontre une autre ayant 2 millimètres de diamètre.

Le pubis scié et enlevé, on soulève la tumeur avec le rectum

qui n'adhère pas à sa paroi postérieure, alors on voit manifestement qu'elle a pour point de départ l'utérus, mais on n'aperçoit
nulle part la vessie, l'insufflation montre qu'elle est déjetée à gauche et lui fait reprendre sa position normale.

Un cathéter introduit dans l'utérus montre que sa cavité est
libre dans toute son étendue et que l'organe n'a pas augmenté de
volume ; de chaque côté on voit les ovaires sains.

On découvre le vagin et le col de l'utérus que l'on fend longi-
tudinalement de bas en haut et on arrive sur la tumeur.

La tumeur fendue elle-même de bas en haut laisse couler un
pus épais avec une matière grisâtre, au milieu se trouvent plusieurs
masses de nature évidemment fibreuse, de grosseurs différentes,
mais ne dépassant pas le volume d'un œuf. Entre ces masses sont
des loges qui contiennent du pus, mais qui communiquent toutes
entre elles et conduisent à la perforation spontanée.

Les enveloppes de la tumeur sont formées par une couche cor-
ticale de tissu utérin dépendant de la paroi antérieure de cet organe ; leur épaisseur est de 4 à 5 centimètres dans la partie inférieure de la tumeur, tandis qu'à la partie supérieure elles sont très
minces ; elles se détachent facilement de la tumeur qu'on peut
énucléer du moins en grande partie. Les parois propres de la tumeur ont à peu près la même épaisseur, mais nulle part elles ne
communiquent avec la cavité utérine, de sorte que la paroi antérieure de l'utérus s'est dédoublée pour loger cette tumeur : un
feuillet la recouvre et la sépare du péritoine ; une autre passe en
arrière et la sépare de la cavité utérine.

OBSERVATION 76. — ASHWELL, in *Guy's Hospital Rep.*, 1836,
1re sér., vol. I.

Grossesse et fibrome suppuré.

M..., 34 ans, mariée depuis 12 ans sans être devenue enceinte.
En février 1835, entre à l'hôpital. Elle portait à droite de l'abdomen, depuis plusieurs mois, une tumeur qui avait grossi rapi-

dement, et qui était devenue en même temps très douloureuse à la pression.

A la suite d'une métrorrhagie, elle expulsa un premier fœtus, puis 2 heures après un deuxième fœtus. Le placenta ne sortant pas, on dut faire une délivrance artificielle.

La malade était en collapsus et mourut quelques heures après.

Autopsie. — Péritonite généralisée, surtout marquée au voisinage de la tumeur utérine; la tumeur était peu vasculaire, mais ramollie, et du pus s'était formé dans une sorte de fissure qui traversait la tumeur. Cette tumeur très douloureuse s'insérait sur le fond de l'utérus par un pédicule large et court; sa capsule était complète.

Des coupes de la tumeur montrent le contour arrondi des portions à fibres enroulées disséquées par la dégénérescence purulente. Deux autres tumeurs semblaient commencer à se ramollir.

OBSERVATION 77. — LEE (R.), in *Clinical Midwifery,* London, 1842, Obs. 157.

Primipare, 30 ans, prise au 5ᵉ mois de sa grossesse de vomissements, de fièvre, de douleurs avec augmentation de volume du ventre. L'utérus était porté à gauche et comprimé par une tumeur située à droite, dure, lobulée, douloureuse.

Cette tumeur prit un accroissement rapide et devint de plus en plus douloureuse. La distension douloureuse devint telle qu'il fallut y mettre un terme en provoquant un accouchement prématuré, et qui se fit sans difficulté. Les symptômes s'amendèrent d'abord, mais la fièvre, les vomissements et la distension douloureuse revinrent bientôt et amenèrent la mort.

Autopsie. — Tumeur fibreuse, *enflammée, suppurée,* s'insérant par un large pédicule au côté droit de l'utérus; le péritoine qui l'enveloppait adhérait aux parois de l'abdomen, à l'épiploon, aux intestins et au foie.

De nombreuses petites tumeurs, à l'état sain, se trouvaient en divers points des parois utérines.

Observation 78. — Lever, in *Guy's Hosp. rep.*, 1842, 1ʳᵉ série, vol. VII.

L..., primipare, accouche au 8ᵉ mois par un travail très douloureux. Le 3ᵉ jour survient des frissons ; la région utérine devient douloureuse, surtout à la pression ; elle mourut le 7ᵉ jour.

Autopsie. — On trouve 2 tumeurs fibreuses interstitielles restées ignorées, ramollies, dégénérées et suppurées.

Observation 79. — Fergusson (R.), *Lee Med. Chir. Trans.*, 1835.

Multipare. Polype fibreux inséré au-dessus du col utérin, du volume des 2 poings.

Accouchement au forceps.

Mort de la mère. Péritonite par perforation utérine. La tumeur polypeuse était suppurée.

Observation 80. — Barnetche, *Journal de Médecine de Bordeaux*, 1844.

42 ans. Une fausse couche.

Début des fibromes 8 mois avant la nouvelle grossesse, tumeurs fibreuses interstitielles multiples.

Présentation du siège : en travail depuis 6 jours. Procidence du cordon, enfant mort.

Mère meurt de métro-péritonite.

Autopsie. — Tumeurs utérines ramollies, creusées de cavités remplies de matière diffluente et purulente.

Observations 81 et 82. — Ingleby, *The Lancet*, 1844.

Tumeurs fibreuses sous-péritonéales multiples.

Avortement à 6 mois et demi ; fœtus mort et macéré.

Mère morte de septicémie, tumeurs utérines ramollies et suppurées au centre.

Et *Edimb. Med. Journal,* 1836.

Grosse tumeur fibreuse du col et plusieurs autres dans les parois de l'utérus.

Forceps impossible ; mère et enfants morts. Tumeurs utérines ramollies et suppurées au centre.

OBSERVATION 83. — LUMPE, *Gaz. hebd.,* 1860.

51 ans. Fibrome utérin du fond de l'utérus du volume d'une tête d'enfant. Avortement et hémorragie. Mort de la mère.

Tumeur ayant subi la transformation calcaire et ramollie au centre.

OBSERVATIONS 84, 85 et 86. — HABIT, in *Klinik der Geb. Leipsik,* 1864 ; POLAILLON, *Soc. Chir.,* 1874 ; ROBINSON, *Associat. Med. Journ.,* 1864.

Habit, Polaillon et Robinson citent aussi des cas de tumeurs fibreuses ramollies et suppurées au centre chez des femmes mortes d'infection puerpérale.

OBSERVATION 87. — SPIEGELBERG, in *Monat. f. Geb.,* 1866, p. 429.

Grossesse et fibrome. Septicémie. Embolies septiques.

40 ans, 5ᵉ grossesse ; femme chétive, entre à l'hôpital le 29 janvier 1865 à cause d'une métrorrhagie durant depuis un mois et plus forte ces jours derniers.

Au moment de sa dernière grossesse, il y a deux ans, on s'aperçut déjà qu'elle avait une tumeur dans le ventre.

Actuellement une tumeur large de 13 centimètres, haute de 9, s'étend du fond de l'utérus jusqu'à la base du thorax ; molle, élastique, elle devie à droite l'axe de l'utérus.

Fœtus vivant se présentant par les pieds : grossesse de 5 mois et demi : le travail est commencé. Pendant les douleurs, la tumeur devient plus dure et tend la paroi abdominale antérieure.

L'hémorragie cesse lors de la rupture de la poche des eaux : le travail est lent ; l'hémorragie est considérable après l'accouchement.

Dès le 2ᵉ jour, phénomènes de péritonite.

Le 8ᵉ jour, accroissement de volume et de sensibilité de la tumeur.

Le 16ᵉ jour, symptômes d'endocardite.

Le 18ᵉ jour, arthrite sterno-clavicule gauche.

Le 26ᵉ jour, albuminurie, suppuration de l'œil droit.

Le 30ᵉ jour, collapsus et mort.

Autopsie. — La tumeur est un fibromyome, inséré à l'union du fond avec la paroi postérieure, il a 13 centimètres sur 9 1/2 et fait dans la cavité utérine une forte saillie de forme sphérique. La tumeur est mollasse, remplie de cavités isolées ou confluentes contenant un liquide séro-purulent jaunâtre et des flocons fibrineux. Toute la substance du fibrome est infiltrée et œdémateuse.

Exsudations épaisses autour de l'utérus : masses purulentes dans les vaisseaux et lymphatiques utérins.

Endocardite ulcéreuse. Épanchement séreux dans le péricarde : plèvres adhérentes : embolie à la partie inférieure du poumon gauche.

Observation 88. — Empis et Lelong, *Soc. anal.*, 1868, p. 238.

Utérus contenant des corps fibreux. Pelvi-péritonites anciennes. Grossesse. Péritonite aiguë.

Malade, 36 ans. Première grossesse pénible, accouchement 7 février 1868, enfant mort, présentation du siège, accouchement pénible.

Dès le lendemain, symptômes de péritonite généralisée. Morte le 29 février.

Autopsie. — Lésions de péritonite généralisée.

Utérus non enflammé contenant plusieurs corps fibreux : un près du bord droit, sous-muqueux, du volume d'un œuf de poule, un autre en avant, du volume d'une noix, un troisième du volume d'une noisette, mobile grâce à une bourse muqueuse qui tapisse sa cavité ; quelques corps fibreux flottant à la surface de la matrice.

Lelong croit qu'il y avait eu antérieurement plusieurs pelvi-péritonites subaiguës (les adhérences semblent l'indiquer) et l'accouchement a été l'occasion d'une recrudescence de péritonite.

Observation 89. — Veyssière, in *Soc. anal.*, octobre 1873, p. 692.

Myomes utérins sous-péritonéaux suppurés. Grossesse concomitante.

Malade, 33 ans, entrée le 18 juillet dans le service d'Empis à la Charité ; fait une fausse couche de 4 mois le 18 septembre ; passe dans le service de M. Cornil, le 20 septembre. Morte le 20 octobre.

Un mois après son entrée dans le service de M. Empis, cette femme, chez laquelle on avait diagnostiqué deux tumeurs fibreuses sous-péritonéales et une tumeur dans la fosse iliaque droite (kyste ou cancer de l'ovaire (?) fut prise d'accidents de péritonite et d'une diarrhée persistante qui amena rapidement un amaigrissement extrême.

Sous l'influence de sa péritonite sans doute, elle avorte d'un fœtus de 4 mois environ. Deux jours après cet avortement elle passe dans le service de M. Cornil le 20 septembre (on n'avait pas diagnostiqué la grossesse).

Faiblesse et amaigrissement extrême, douleur abdominale intense, diarrhée continuelle.

Le 22, ces accidents péritonitiques se montraient avec une nouvelle intensité. La malade va en s'affaiblissant et meurt le 20 octobre.

Autopsie. — Tumeur volumineuse occupant tout le côté droit de l'abdomen, et remontant jusqu'aux fausses côtes : adhérences du péritoine pariétal à la tumeur : 2 à 3 litres de pus séreux dans la partie libre du péritoine, c'est-à-dire à gauche de la tumeur.

La tumeur principale est dirigée obliquement de bas en haut, de gauche à droite, elle adhère par l'intermédiaire du grand épiploon qui lui est accolé, à l'estomac et au foie ; ces adhérences assez lâches pour être détruites avec le doigt l'unissent également aux anses intestinales et à la partie inférieure de la vessie.

Cette masse de forme ovoïde mesurant 23 centimètres dans sa plus grande longueur est constituée :

Par une enveloppe fibreuse résistante qui est unie aux organes voisins : cette enveloppe de couleur ardoisée surtout dans sa partie inférieure renferme une masse dure, résistante, criant sous le scalpel, d'une couleur gris rosé à la coupe qui fait voir des fibres contournées et entre-croisées dont l'aspect est celui d'un myome.

Entre l'enveloppe et le myome se trouve une assez grande quantité de pus plus concret que le liquide séro-purulent qui remplit la cavité péritonéale.

La masse myomateuse est creusée en tous sens de cavernes et d'excavations remplies de pus : sa surface légèrement tomenteuse a l'aspect et la couleur de la substance grise du cerveau.

OBSERVATION 90. — TARNIER, *Ann. gynécologie,* 1879.

33 ans, primipare, rupture prématurée des membranes. Tumeur fibreuse volumineuse située en arrière à l'union du corps et du col. Une autre plus petite sur paroi latérale gauche.

Présentation en O. I. G. A. Accouchement impossible.

Opération de Porro, 7 jours après la rupture de la poche des eaux ; fœtus de 4500 grammes mort et putréfié.

Mort de la mère par septicémie.

Tumeur fibreuse adhérente dans l'excavation : ramollie et parsemée de cavités contenant un liquide purulent.

Observation 91. — Hirigoyen, in *Journal médecine de Bordeaux*, 24 février 1884.

Fibromes multiples, accouchement à terme, péritonite. Un fibrome sphacélé et purulent.

Femme primipare parvenue au terme de sa grossesse, extraction d'un enfant vivant, se présentant par le siège en sacro-iliaque gauche antérieure.

Péritonite ; mort le 7e jour après l'accouchement.

Autopsie. — Péritonite généralisée : pus collecté entre les anses intestinales et le cul-de-sac postérieur, de plus collection purulente du volume d'une olive dans le ligament large droit refoulant la vessie à gauche.

Utérus. — 25 centimètres.

Dans la corne droite, volumineux fibromes interstitiels du volume des deux poings ; dans la corne gauche, fibrome interstitiel du volume d'une orange ; à la partie inférieure, troisième fibrome du volume des deux poings, dans le segment inférieur.

Enfin en soulevant l'utérus, on voit à sa face postérieure un quatrième fibrome inaccessible pendant la vie, du volume et de la forme d'un rein, sous-péritonéal, implanté au niveau du quart inférieur de la face postérieure, un peu à droite de la ligne médiane, par un pédicule de la grosseur du pouce et de 2 à 3 centimètres de long. Ce fibrome est couché dans la fosse iliaque droite, adhérant par une bride au mésocôlon et par une autre bride au mésentère.

La cavité utérine, recourbée sur ce dernier corps fibreux, comme dans la rétroversion, présente une partie supérieure, cloaque où s'accumulaient les produits d'exfoliation muqueuse que les injections ne pouvaient atteindre.

De plus le corps fibreux interstitiel gauche avait subi un commencement de sphacèle dans les points en rapport avec la cavité utérine : c'est ce fibrome sans doute qui a amené la lymphangite pelvienne et la péritonite.

Les autres corps fibreux avaient subi un commencement de ramollissement : géodes pleines de détritus pultacés.

OBSERVATION 92. — VARNIER, in *Ann. gynéc. et obstétr.*, 1887, 2ᵉ série, p. 18.

Fibrome suppuré pendant la grossesse.

Malade, 37 ans, entre à Lariboisière, service du Dʳ Duguet, le 26 février 1886.

Réglée à 17 ans, très irrégulièrement.

Mariée à 28 ans. Fait deux fausses couches de 2 mois et demi et de 3 mois et demi.

Règles supprimées depuis fin décembre 1885.

Depuis 2 mois, c'est-à-dire depuis janvier 1886, le ventre a augmenté de volume ; on constate l'existence d'une tumeur abdominale qui, restée complètement latente, très rapidement s'est accrue au point de remplir actuellement l'hypogastre, les 2 fosses iliaques et de remonter jusqu'à l'ombilic.

Depuis 1 mois, quelques tiraillements dans le ventre, a des vomissements.

Il y a 3 jours, douleurs très vives dans tout le ventre, vomissements presque continuels, miction devenue très difficile ; pas de selles depuis 5 jours.

C'est en cet état qu'elle entre à l'hôpital.

Examen. — Température : 39° ; pouls petit et rapide, hoquet, vomissements verdâtres, ventre développé comme une grossesse de 7 mois.

Peau de l'abdomen lisse et tendue ; palper très douloureux. On peut sentir néanmoins une tumeur régulière, sphérique, de consistance partout égale et d'une dureté ligneuse, mate, remplissant toute la portion sous-ombilicale de l'abdomen ; la tumeur est immobile : la main appliquée sur l'abdomen perçoit une crépitation amidonnée très nette sur toute la région correspondante à la tumeur, rien à l'auscultation.

Vulve et vagin coloration violacée. Au toucher, l'excavation est vide, le col haut, gros, ramolli, orifice externe entr'ouvert ; à un moment, pénétrant dans l'orifice interne, le doigt a pu sentir une tumeur dans la cavité utérine distendue. Utérus peu mobile, les mouvements communiqués à la tumeur sont transmis au col, mais non réciproquement.

Aux seins, colostrum et tubercules de Montgomery.

On porte le diagnostic de tumeur fibreuse sous-péritonéale avec grossesse probable.

Repos, glace et morphine.

Pendant 8 jours, phénomènes de péritonite continuent puis se calment. Le Pr Pinard voit la malade, confirme le diagnostic et conseille d'aviser suivant les circonstances, l'immobilité de la tumeur et la péritonite rendant très grave toute intervention opératoire.

Pendant 2 mois, état de la malade assez bon.

Le ventre continue à augmenter, pas de mouvements.

Le 10 mai, dans la nuit, douleurs très violentes, la tumeur se tend. Vomissemente porracés, hoquet, tous les signes de péritonite aiguë.

De plus, douleurs expultrices et le 11 mai, avortement, expulsion d'un fœtus de 800 grammes.

Délivrance normale, injection intra-utérine de biiodure.

Le 11, température normale, mais pouls 140.

Ventre très tendu, vomissements porracés, péritonite continue, pas d'odeur aux lochies.

Mort le 20 en hypothermie.

Autopsie. — Péritoine péritonéal épaissi, adhérent à la tumeur qui est recouverte d'une coque de 3 à 4 millimètres, adhérences aussi entre la tumeur et l'épiploon, les anses intestinales et la face inférieure du foie.

En cherchant à la séparer de cette face inférieure du foie on arrache une partie de la tumeur et on met à découvert 3 ou 4 géodes du volume d'une noix renfermant un liquide séro-purulent.

Les adhérences les plus fortes sont celles qu'a contractées le bord droit de la tumeur ; elles contribuent à limiter avec le péritoine pariétal épaissi qui passe de la face antérieure du myome sur la fosse iliaque droite, une loge à parois anfractueuses qui renferme 3 litres de pus blanc crémeux, cette loge est limitée, à gauche par la tumeur appliquée exactement en arrière contre la paroi postérieure de l'abdomen, à droite et en arrière par la masse intestinale.

Les parois de cette loge qu'occupait évidemment l'utérus distendu par le fœtus sont parfois recouvertes par une couche de néomembranes blanchâtres que recouvrent aussi tous les organes voisins.

L'utérus ainsi noyé dans ce kyste purulent n'est pas revenu sur lui-même, maintenu par ses adhérences et tiré en haut par le pédicule du fibrome, ce pédicule inséré sur le fond même de l'utérus a la grosseur du pouce et 5 centimètres de long. Utérus (16 centimètres de long et 9 de large), muqueuse saine, quelques caillots sans odeur.

Tumeur : $3^{kgr},720$; fibromyome pur, sans dégénérescence, sauf au niveau du prolongement droit où il y avait des géodes purulents.

Ce qu'il y a de remarquable dans ce cas, c'est le développement très rapide de la tumeur dans le cours de sa troisième grossesse.

OBSERVATION 93. — ISCH-WALL, in *Bulletin Soc. anat.*, janvier 1889, p. 20. (Résumée.)

Fibromes utérins. — Grossesse. — Dystocie. — Mort par rupture d'un foyer ramolli de la tumeur dans le péritoine.

36 ans, charbonnière, entre le 24 décembre 1888 à l'hôpital Saint-Antoine, — en travail depuis 2 jours, procidence du bras.

Réglée à 12 ans, — de 12 à 30 ans chloro-anémie. A 35 ans,

GUÉRY.   9

s'aperçoit de l'existence dans son flanc droit d'une tumeur grosse comme une noisette : peu de temps après, elle fit une fausse couche de 2 mois.

A partir de ce moment, la tumeur augmenta de volume.

En 1888, nouvelle grossesse : dernières règles, 28 avril. — Douleurs commencent dans la nuit du 21 au 22 décembre : à 1 heure rupture de la poche des eaux. Le 24, procidence d'un bras : un médecin appelé, diagnostique une grossesse trigémellaire.

Elle entre à l'hôpital : abdomen volumineux et bosselé, surtout étendu dans le sens traversal ; la palpation permet de sentir à la face antérieure de l'utérus un corps fibreux mobile, ovoïde, allant de l'ombilic à la partie latérale gauche de l'utérus et mesurant 7 travers de doigt de long sur 4 de large.

On sent dans la fosse iliaque droite une 2ᵉ tumeur grosse comme un œuf de poule et enfin à gauche de l'utérus une troisième à peu près de même volume.

La tête fœtale est située dans la fosse iliaque droite et difficile à percevoir (présentation d'épaule gauche). — A la partie supérieure nous sentons une tuméfaction dure, lisse, ayant la forme et le volume d'un dos de fœtus et nous pensons à une grossesse gémellaire : fœtus mort et macéré.

La malade endormie, on essaie la version qui est impossible : ablation des 2 bras, — après on peut attirer les pieds et faire l'accouchement par le siége.

Délivrance à 10 heures et demie : la main introduite dans la cavité utérine constate l'absence d'un 2ᵉ fœtus et la présence d'un volumineux corps fibreux siégeant sur le bord supérieur de l'utérus et cause de la méprise.

Le soir : 39.

Le 25 *décembre,* matin 38 ; soir 38,4. — Abattement, ventre peu douloureux. — Œdème de la vulve.

26 *décembre.* — Matin 38 ; soir 38,2. — Vomissements.

27 *décembre.* — Matin 39,4 ; soir 38,4. — Vomissements. — Ventre douloureux. — Lochies abondantes et fétides.

28 *décembre.* — Temp. 39, vomissements porracés. — Météorisme. — Mort à 1 heure et demie.

Autopsie. — Péritonite purulente généralisée. — Anses intestinales agglutinées entre elles et à la paroi par de récentes fausses membranes.

En refoulant un peu l'intestin, on voit trois volumineuses tumeurs pédiculées fixées à l'utérus : l'une énorme, située à la région ombilicale ; les 2 autres plus petites, siégeant à la région hypogastrique. La plus grosse est lisse, blanchâtre et très vasculaire : elle est ovoïde à grand axe transversal, elle mesure 2 centimètres de haut en bas, 11 centimètres de droite à gauche et 9 d'avant en arrière : c'est elle qu'on avait prise pour un fœtus.

La consistance de ce néoplasme est très ferme, mais dans son tiers droit, elle est franchement fluctuante et à ce niveau existent des points de couleur gris bleuâtre, à leur niveau, on sent très bien qu'une très mince couche de tissu sépare la surface de la tumeur d'une cavité remplie de liquide. Au niveau d'un des points grisâtres, situé à la partie inférieure droite, existe une perforation à bords réguliers, large comme une pièce de 1 franc. *Un liquide purulent* sort par cet orifice, il provient comme le montrent les coupes de la fente moléculaire de la portion correspondante du néoplasme.

Les deux tiers gauches de ce dernier sont très durs, blancs, et offrent l'aspect des fibromyomes — et des coupes microscoqiques confirment la nature fibromateuse de la tumeur. — Elle était reliée à la partie postérieure du fond de l'utérus par un pédicule large et vasculaire.

Deux autres fibromes fixes à la paroi antérieure, l'un ayant 11 centimètres sur 8, — l'autre gros comme un œuf de pigeon ; à la face postérieure de l'utérus, 3 autres fibromes plus petits, isolément pédiculés.

L'utérus est bien revenu sur lui-même, est sain, pas trace de pus dans les sinus.

Foie gras, autres organes sains.

Observation 94. — Braun von Fernwald, in *Wiener med. Woch.*,
1894, IX, 360 ; et *Med. Press and Circular*, 5 décembre 1894.

Myome suppuré pendant la grossesse. — Perforation intestinale. — Laparotomie.

Maria K..., 43 ans, 3 grossesses.

Très bien portante jusqu'en 1889 : à ce moment abcès sous l'omoplate gauche, incision.

En 1890, un autre abcès dans la région inguinale gauche, incision.

Les deux premiers accouchements furent normaux.

Depuis un an, le côté droit de l'abdomen paraît hypertrophié, et en juin 1893, à la suite d'une chute, elle ressent de fortes douleurs dans les côtés et dans les reins.

Les règles continuent régulièrement jusqu'en septembre ; à cette époque, hémoptysie, fortes douleurs, avec fièvre, qui augmentent jusqu'à son entrée à l'hôpital.

Au moment de son entrée à l'hôpital : temp. 38, pouls 72, colostrum dans les 2 seins.

Pas d'hypertrophie cardiaque, léger souffle anémique à la pointe, souffle expiratoire au sommet des 2 poumons.

Cicatrice d'abcès sous l'angle gauche de l'omoplate avec trajet fistuleux, autre cicatrice sous la crête iliaque gauche.

La partie inférieure de l'abdomen est distendue, circonférence à l'ombilic : 0^m,84.

Par la palpation on sent du côté gauche 2 tumeurs du volume du poing, celle qui est le plus à gauche plus grosse, rénitente ; la droite, plus petite, du volume d'une balle de criquet et régulière à sa surface.

Le sillon limitant les deux tumeurs passe par l'ombilic et le milieu de l'arcade de Falloppe gauche.

Le toucher vaginal et l'examen au spéculum montrent une

vulve et un vagin distendus avec une partie déchirée sur près de deux centimètres, et à côté on sent une tumeur unique, élastique, pointant en arrière.

Le col utérin est si ouvert qu'on peut y introduire le doigt sur une profondeur de 3 centimètres ; au delà, le col est fermé.

Le médecin pensait à une grossesse extra-utérine. — Braun croit plutôt à un kyste dermoïde de l'ovaire à pédicule tordu dans le cours d'une grossesse.

On provoque l'accouchement prématuré en introduisant une sonde dans l'utérus, expulsion d'un fœtus pesant 300 grammes.

Temp. 38,5.

3 heures après, expulsion du placenta, injection intra-utérine avec une solution de lysol.

Le lendemain, 5 mars, 39,5, pouls 104. — Vomissements, fortes douleurs au côté droit du ventre.

6 *mars*. — 39,8, pouls 112. — Adénite suppurée dans l'aine gauche.

7 *mars*. — A 7 heures, 39,5 ; pouls 104. — Vomissements répétés.

A 10 h. 39. — Pouls 100. — Diarrhée fétide. — Crise douloureuse dans le côté droit. — Syncope.

Braun croit toujours à une torsion de pédicule kystique et propose la laparotomie à 5 heures, soir.

Péritoine et épiploon adhérents ; à la place où on sentait la tumeur, on trouve une masse kystique du volume d'une tête de fœtus, fixe et adhérente aux parties voisines. — Pas de torsion de cette masse, on décolle les adhérences, il se produit alors un écoulement de pus.

On enlève la tumeur, on essuie avec soin le pus, on ferme la plaie en drainant.

Après l'opération les vomissements cessent, mais le collapsus persiste et la malade succombe 28 heures après.

Autopsie. — L'autopsie montre que la mort était due à la suppuration d'un fibromyome de la paroi antérieure de l'utérus ; péritonite ancienne unissant la face antérieure de l'utérus à l'iléon.

— Inflammation phlegmoneuse du mésentère, péritonite fibreuse généralisée.

La partie inférieure de l'iléon au niveau de son point d'adhérence à la partie antérieure de l'utérus présente deux orifices d'où le pus sourd.

En ouvrant ces trajets, on tombe dans une cavité où se trouve un myome du volume d'une noisette, cavité creusée dans l'épaisseur de la paroi antérieure de l'utérus, et pleine de pus.

Les veines du ligament large étaient aussi pleines de pus, la cavité utérine était remplie d'un liquide épais, le point où s'insérait le placenta est couvert d'une membrane grisâtre. A la partie postérieure du col utérin il y avait aussi deux perforations fermées par une granulation grisâtre.

Braun croit que la suppuration du myome date de juillet 1893, et est antérieure à l'infection puerpérale terminale.

CONCLUSIONS

1. La suppuration des fibromyomes de l'utérus n'est pas très fréquente et devient de plus en plus rare avec l'application de plus en plus répandue des méthodes antiseptiques dans la pratique gynécologique et obstétricale.

2. Les causes prédisposantes de cette suppuration sont les diverses dégénérescences des fibromes (surtout la dégénérescence œdémateuse et calcaire) et les modifications de nutrition produisant l'ischémie et la nécrose. Mais la *grossesse,* par les complications que le fibrome et l'utérus gravide sont susceptibles de produire l'un sur l'autre par une aggravation réciproque, est la cause prédisposante la plus importante.

3. La cause déterminante est, soit un traumatisme septique direct, soit, plus souvent, un processus infectieux parti de la cavité et de la muqueuse utérines et gagnant le fibrome par la voie lymphatique ou sanguine. Le staphylocoque blanc, le streptocoque, le bactérium coli, et un micro-organisme anaérobie trouvé par Hart-

mann et Mignot sont les divers agents pathogènes qu'on a rencontrés dans le pus de ces suppurations.

4. Dans les fibromes interstitiels, la suppuration débute soit par le centre du fibrome (processus infectieux secondaire succédant le plus souvent à une nécrose aseptique primitive), soit par la capsule cellulaire entourant le fibrome (suppuration périphérique qui détermine le plus souvent à son tour la nécrose et le sphacèle purulent de toute la masse).

Dans les fibromes sous-muqueux, devenus intracavitaires, la suppuration vient compliquer le sphacèle lorsque la surface du myome s'ulcère et s'infecte au contact des micro-organismes pathogènes du canal vagino-utérin.

5. La suppuration des fibromes interstitiels et sous-péritonéaux se manifeste généralement par l'augmentation rapide du volume de la tumeur, son ramollissement, la douleur spontanée et provoquée à son niveau, la fièvre et quelquefois l'écoulement de pus par l'orifice utérin.

La suppuration et l'infection des fibromes sous-muqueux devenus intracavitaires (surtout l'infection causée par un traumatisme chirurgical septique ou une ablation incomplète) se manifestent par des phénomènes de septicémie et quelquefois de pyohémie rapidement mortels.

Enfin, pendant la grossesse, la suppuration du fibrome produit presque toujours l'avortement qui se complique fréquemment alors d'infection puerpérale.

6. Le pronostic des suppurations des fibromes est grave.

Il est grave par les complications qui peuvent se produire avant toute intervention chirurgicale (péritonite par rupture dans la cavité abdominale, perforation vésicale ou intestinale, septicémie).

Il est grave au point de vue des interventions, car on doit opérer souvent sur un malade en état de septicémie, et enlever une tumeur le plus souvent compliquée d'adhérences.

7. Le traitement préventif sera de redoubler de précautions antiseptiques dans tous les soins chirurgicaux donnés aux malades portant un fibrome, et surtout un fibrome compliqué de grossesse ; et, d'autre part, d'enlever les tumeurs fibreuses le plus tôt possible et avant toute complication.

Une fois la suppuration produite :

Pour les fibromes interstitiels, sous-péritonéaux et même pour les fibromes polypeux restés intra-utérins, nous croyons préférable de faire, après désinfection préalable de la cavité vaginale et tant que l'état général de la malade le permet, *l'hystérectomie abdominale subtotale,* avec fermeture soignée du moignon de col utérin.

Pour les fibromes sous-muqueux, polypeux, ayant déjà gagné la cavité vaginale, nous pensons qu'il vaut mieux enlever d'abord par la voie vaginale, dans une première opération, toute la masse sphacélée, de désinfecter soigneusement la cavité vagino-utérine, et d'enlever (dans une deuxième opération, si c'est nécessaire) la masse restante, par une hystérectomie soit abdominale, soit vaginale, suivant le volume de cette masse.

Enfin, pendant la grossesse, en présence d'un fibrome suppuré, on peut être appelé à faire, suivant les cas, soit la myomectomie; soit l'hystérectomie abdominale après avortement spontané; soit l'hystérectomie abdominale, après avoir provoqué l'accouchement prématuré, si l'enfant est vivant; soit enfin l'opération de Porro.

INDEX BIBLIOGRAPHIQUE

Agostini. — *Montpellier médical,* 1885, 2ᵉ série, V, p. 397. Du sphacèle des fibromes.

Apostoli. — *Union médicale,* 16 et 19 octobre 1886. Un cas de suppuration par galvanocaustique.

Aubeau et Golasz. — *Semaine gynécologique,* 1898, p. 239. Pathogénie des fibromes.

Ashwell. — *Guy's. Hosp. Rep.,* 1836, 1ᵉʳ série, vol. 1.

Balade. — *Thèse,* Paris, 1875. Gangrène des myomes.

Baker-Brown. — *Obstetr. Transact.,* 1860, t. I, p. 330.

Baraduc. — *Bulletin Soc. méd. pr. de Paris,* 1891, p. 570. Accidents de galvanocaustique intra-utérin.

Barnetche. — *Journal médec.* Bordeaux, 1844. Fibrome sous-péritonéal et grossesse.

Barth. — *Soc. anat.,* 1850. Fibrome intra-utérin sphacélé et purulent.

Bastard. — *Thèse,* Paris, 1882, n° 103. Thrombose veineuse dans les fibromes.

Bates. — *Tr. gynéc. Soc.* Boston, 1889, n. s., I, 192, et *Journ. Amer. med. Associat.,* 1888, X, 116. Fibrome utérin avec cellulite pelvienne.

Berneaudeaux. — *Thèse,* Paris, 1857. Corps fibreux d'utérus.

Bernays. — *Amer. Journ. Obst. N.-Y.,* 1895, XXXI, 367. Ablation d'un myome suppuré.

Bernutz. — Traité des maladies des femmes, t. 2, p. 425. Fibrome avec pelvi-péritonite.

Berthault. — *Soc. anat.*, 1880, p. 318, et *Progrès médical*, 1880, p. 1051. Ablation d'un polype, péritonite purulente.

Boivin et Dugès. — Traité des maladies de l'utérus, t. I, p. 69.

Bouilly. — La gynécologie, 1898, II, 481. Grosses tumeurs utérines fibro-kystiques.

Boscredon. — *Thèse*, Bernaudeaux, 1857.

Bousquet. — *Soc. Chirurgie*, 1898, n. s., XXIV, p. 446. Fibrome sphacélé, septicémie.

Braithwaite. — *Lancet*, 7 février 1885. Fibrome suppuré.

Braun (G.). — *Wiener med. Zeitschrift*, 1867, p. 101. Zur Behanlung der Uterus-fibroide.

Braun von Fernwald. — *Wiener med. Woch.*, 1890, IX, 360, et *Med. Press and Circular*, 1894, n. s., LVIII, p. 581. Myome suppuré pendant la grossesse.

Brault. — *Thèse*, Paris, 1880.

Braxton Hicks. — *Obst. Trans.*, Lond., 1866, VII, p. 110. Vol. tumeur fibreuse gangrenée d'utérus.

Broca. — Traité des tumeurs, t. II.

Busch. — *Müller's Archiv*, 1851, p. 358. Dégénérescence graisseuse et suppuration des fibromes.

Carter (Ch.). — *Obstetr. Transact.* London, 1871, t. XIII, p. 167.

Chadwick. — *Boston med. and surg. Journ.*, 1897, vol. 136, p. 407. Fibrome suppuré.

Chérière. — *Thèse*, Paris, 1880. Fibromyomes interst. du col.

Chiari. — Klinik der Geburh-hülfe u. gynäkologie. Erlanger, 1855, p. 404.

Cittadini. — *Bulletin Soc. belge obst. et gynéc.*, 1897, IX, p. 60. Fibromyome avec abcès cavitaire et cancer utérin.

Clivio. — *Gaz. med. di Pavia.* 1892, I, 145. Deux cas de putréfaction des fibromes.

Cockle. — *Medic. Times.* 1863, II, p. 484.

Coffin. — *Thèse*, Paris, 1889, n° 142. Complication des fibromes.

Cornil. — *Acad. méd.*, 7 février 1893. Altération des myomes pendant la grossesse.

Cornil et Ranvier. — Histol. Path.

Costes. — *Thèse*, Paris, 1895. Anat. path. des fibr. utérins.

Courty. — Traité des maladies de l'utérus, 3ᵉ édit., p. 1090.

Couvelaire. — *Soc. anat.*, 12 mars 1897. Fibrome myome dégénéré.

Cragin. — *Amer. journ. of Obstet.*, vol. XXVI, 1892, p. 247. Suppurating fibroma removed by abd. hyster.

Cruveilhier. — Anat. Path. génér., t. 3, p. 685.

Cullingworth. — *Trans. Obst. Soc. London*, 1894, XXXVI, p. 268; 1895, XXXVII, p. 284; 1897, XXXIX, p. 282.

Cushing. — *Boston med. and surg. Journ.*, 1890, CXXII, p. 315. Dégénérescence des fibromes.

Dance. — *Archiv*, 1829, t. XXI.

Delbet (Pierre). — Article tumeur in tr. chir. Le Dentu.

— Article fibromyome in tr. chir. Duplay, t. VIII, 2ᵉ édit.

Delestre. — *Soc. anat.*, 18 mars 1898. Fibrome sphacélé.

Demarquay. — *Soc. chirurg.*, 22 juin 1859, t. IX, p. 526. Fibr. gangrené.

Demarquay et Saint-Vel. — Maladies de l'utérus. Paris, 1876, p. 158.

Demars. — *Progrès médical*. Paris, 1886, p. 498. Fibromes multiples, péritonite suppurée.

Depla. — *Presse médicale belge*, 23 février 1896. Myome suppuré et colibacille.

Doléris. — *Archives de Tocologie*, 1883. Myomes utérins et accouchements.

Dumesnil. — *Gazette des hôpitaux*, 1869, p. 22. Fibrome éliminé à travers paroi abdominale.

Duncan. — *Medical Times and Gazette*, 1885, I, p. 38. Terminaison des fibromes.

— *Transact. Obstr. Soc. London*, 1888, XXX, p. 435; 1889, XXXI, p. 332; 1894, XXXVI, p. 181; 1895, XXXVII, p. 97.

Duplay. — *Thèse*, Paris, 1833. Ramollissement gangr. d'utérus.

Dupont de Lausanne. — *Revue médic. de la Suisse romande*, 15 novembre 1895.

Duret. — *Semaine gynéc.*, 1898, III, p. 129, 131, 137, 145. Transformat. des fibromes.

Edebols. — *Amer. Journ. Obst.* N.-Y., 1891, XXIV, p. 620. Utérus contenant 2 fibromes gangrenés.

Empis. — *Soc. anat.*, 1868, p. 238. Fibrome suppuré.

Estrada. — *Thèse*, Paris, 1888, n° 292. Trait. ch. des fibromes.

Fenerly. — *Soc. anat.*, 1854, p. 336.

Fergusson. — *Med. Ch. transact.*, 1835.

Fune (Albercht). — *Inaugur. dissert.* Strasbourg, 1891. Ueber gangrenöse fibromyome.

Gaillard (Thomas). — Traité clinique des maladies des femmes. New-York, 1879.

Galippe et Landouzy. — *Soc. biologie.* 19 février 1887. Parasites dans les fibromes.

Gatti. — *Il policlinico.* Roma, 1895, II, chir., p. 324. Deux cas d'abcès central dans un fibrome.

Gérard. — *Thèse*, Paris, 1879. Trait. des myomes p. ergotine.

Giraudeau. — *Soc. anat.*, 1882, p. 353.

— *Progrès médical*, 1883, XI, p. 204.

— *Arch. tocologie*, 1883, X, p. 236. Fibrome et septi-cémie.

Gordon. — *Americ. Journal Obst.* New-York, 1893, XXVIII, p. 106. Complicat. des myomes.

Gosselin. — *Soc. anat.*, 1863, p. 182. Fibromes expulsés partiel-lement. Péritonite.

Guillot. — *Soc. anat.*, 28 octobre 1898. Torsion d'un myome. Sphacèle sans suppuration.

Gusserow. — *Handbuch der allg. u. spec. chir. von Pitha und Billroth.*, t. IV, 4e fasc.

Guyon. — *Thèse agrégat.* Paris, 1860.

Habit. — *Klinik der Geb.* Leipsik, 1864.

Hall. — *Medic. record.* New-York, 1895, XLVII, 296.

— *Am. Journ. Obst.* New-York, 1896, XXXVIII, 889.

Hartmann et Mignot. — *Annales gynéc. et obst.* Paris, juin 1896, XLV, p. 425. Suppuration de fibromes interstitiels.

Haynes. — *Amer. Journ. Obst.* New-York, 1884, XVII, p. 932. Myome interst. guéri p. suppuration.

Hepp. — Sclérose utérine et métrite chronique. *Thèse*, Paris, 1899.

Herczel. — *Orvosi hetil.* Budapest, 1898, XLII, 244. Fibr. interstitiel gangrené.

Hirigoyen. — *Journ. medic.* Bordeaux, 1883-4, XIII, 352. Fibrome. Accouch. Péritonite.

Hirst. — *Ann. gyn. and Pedrat.* Philadelphie, 1891-2, V, 603, Fibromes infectés après travail.

Herman. — *Lancet,* 1894, II, 1346. Fibrome sous-péritonéal suppuré.

Hofmeier. — *Monatsschr. fur Geburtsk u. Frauenkrankheit,* 1858, t. XI, p. 429.

Horrocks. — *Abstr. Tr. Hunterian Soc. London,* 1888, 27. Fibromes avec fièvre.

Hue. — *Union médic. de Seine-Inférieure,* 1881, p. 45. Myome en décomposition putride.

Huguier. — Hystérotomie, p. 180.

    — *Soc. chirurg.,* 1857-8, p. 92.

Hyenne. — Dégénéresc. des fibromes. *Thèse,* Paris, 1898, n° 243.

Ingleby. — *Lancet,* 1844.

Isch-Wall. — *Soc. anat.,* 1889, p. 20.

Jacobs. — *Policlinique.* Bruxelles, 1897, VI, p. 65.

    — *Bulletin soc. belge d'obst. et gynécol.,* 1896, VIII, 129 ; 1898, 9.

Jeannel. — *Midi médical.* Toulouse, 1892, I, 124. Fibrome et septicémie.

Jones (Mary). — *Medic. record.* New-York, 1890, XXXVIII, 262. Fibrome nécrosé.

Katz (Arnold). — *Thèse,* Nancy, 1884, n° 184.

Keiffer. — Étiologie des myomes.

    — *Obstétr.,* Paris, 1898, III, 244.

    — *Presse méd. belge,* 1898, 1, 369.

Koeberlé. — *Gaz. méd. de Strasbourg*, 1864, p. 17.

Kollmann. — *Munich med. Woch.*, février 1898, p. 140. Bactéries dans utérus fibromat.

Krückenberg. — *Arch. f. gyn.*, XXI, I, 166. Gangrène des myomes et grossesse.

Labadie-Lagrave et Legueu. — Traité médico-chir. de gynéc.,
Paris, 1898, p. 852.

Labat. — *Soc. anat.*, 1880, p. 345.

    —   *Prog. méd.*, 1880, p. 517.

    —   *Arch. tocolog.*, février 1881.

Lambert. — *Thèse*, Paris, 1870. Fibrome et grossesse.

Lange (Frédérick). — *Ann. of Surgery*, 1886, t. IV, 308.

Larcher. — *Arch. med.*, 1867, 2, p. 545 et 697.

Lasnier. — *Thèse*, Bordeaux, 1897-1898. Sphacèle et purulence
des fibromes utérins.

Lauwers. — *Bull. soc. belge d'obstét. et gyn.*, 1897, IX, 49.
Complic. des myomes.

Lawson-Tait. — *British med. Journ.*, 29 octobre 1897. Dangers
d'élect. des myomes.

Lebec. — *Thèse*, Paris, 1880. Tumeurs fibro-kystiques.

Lebert. — *Anat. pathol.*, t. 1er, p. 166.

Lécorché. — *Gaz. méd.*, 1856, p. 772.

    —   *Soc. biol.*, 1856.

Lediard. — *Tr. obst. Soc. Lond.*, 1884, XXVI, 193. Myome kystique. Septicémie.

Lee. — *Clin. Midwifery. Lond.*, 1842, obs. 157.

    —   *Med. chir. trans. Lond.*, 1855, XIX, 94.

Lefour. — *Thèse agrég.*, 1880. Fibrome et grossesse.

Lelong. — *Soc. anat.*, 1867, 123 ; 1868, 238.

Leroux. — *Gaz. obstét.*, Paris, 1879, VIII, 65. Fibromes avec
foyers ramollis.

Lever. — *Guy's Hosp. reports*, 1842, 1e série, vol. VII. Fibrome
suppuré et grossesse.

Levrat. — *Soc. anat.*, 6 juin 1879.

    —   *Prog. méd.*, 1880, VIII, 233.

Levret. — Mém. d'Académie royale de chirurgie, petite édition, 1749, t. III.

Lisfranc. — *Clin. chir. de la Pitié*, 1843, t. 2, p. 78.

Loir. — *Soc. chir.*, 1851, t. II, p. 1.

Longuet. — *Bull. génér. thérapeut.*, 1898, 513.

Lumpe. — *Gaz. hebd.*, 1860.

Luroth. — *Thèse*, Strasbourg, 1827. Ramollissement et putrescence de l'utérus.

Maisonneuve. — *Soc. chir.*, 1851, p. 267.

Malartic et Loin. — *Soc. anat.*, 1900. Kyste suppuré pris pour un fibrome.

Mann. — *Am. Journ. of obst. N.-Y.*, 1887, p. 462. Fibrome suppuré.

Marien et Legueu. — *Soc. anat.*, 24 avril 1896.

— *Ann. gyn. et obst.*, 1897, p. 136. Fibromyome d'orig. inflamm.

Martin. — *Centralb. f. gynec.*, 1886, n° 26, p. 419.

Martin (A.) — *Normandie méd.*, 1897, XII, 407 ; 1898, XIII, p. 117, 135, 366, 372. Pronostic des fibromes.

Maslieurat-Lagémard. — *Soc. Anat.*, 1836, p. 188.

Meslay et Hyenne. — *Ann. gyn. et obst.*, 1898, p. 1. Dégénéresc. des fibromes.

Ménière. — *Gaz. de gynéc.*, Paris, 1888, n° 49, 51, 66. Fibromyitis simple et suppurée.

Mermet. — *Soc. anat.*, 1896, p. 538, 691-888. Fibromes kystiques.

Merner. — *Thèse*, Paris, 1883, n° 416.

Milliot. — *Thèse*, Paris, 1875. Complic. des fibromes.

Molinier. — *Soc. anat.*, 1865. Fibromes intra-utérins et septicémie.

Moreau (Alexis). — *Soc. anat.*, 1850, p. 364.

Morestin. — *Soc. anat.*, octobre 1900.

Mundé. — *Internat. clin. Phil.*, 1898, 277. Péritonite pelv. et fibrome.

Neugebauer. — *Mónatsschrift für Geburtsk*, 1866, n° 28, p. 401. Fibr. pédiculé suppuré.

Nicoll. — *Med. Journ. N.-Y.*, 1882, XXXVI, 178. Fibr et septicémie.

Nicholson and Evain. — *British med. Journ.*, 1895, I, 250. Fibr.
rompu dans le péritoine.

Orthmann. — *Centr. für gynec.*, 1886, n° 45, p. 735. Fibr. suppuré avec perf. utérine.

Peyrolle. — *Thèse*, Lyon, 1895.

Pilliet. — *Soc. anat.*, 1894, 5 janvier et 7 août.
— 		*Soc. biol.*, 7 mars 1896. Développement inflamm. des
fibromes.

Pinault. — *Soc. anat.*, 1828, p. 5.

Polaillon. — *Soc. chir.*, 1874.

Pozzi. — Tr. gynécol. clinique, 3ᵉ édit., 1898.

Prochownick. — *Deutsche medicin. Wochenschrift*, 1892, n 7.
Étiologie des fibr.

Puech. — Suppuration avec abcès métastatique, cité par Courty.

Reboul. — *Soc. chir.*, 1898, p. 363.

Repelin. — *Thèse*, Lyon, 1893, n° 832. Trait. des fibr. p. crayon
de chlorure de zinc.

Retzius. — *Neue Zeitschrift f. Geburtskunde*, t. XXXI, p. 425.

Reymond. — *Soc. anat.*, 1894, p. 81.

Richelot. — *Union méd.*, 1890, L, 553. Fibrome et salpin. suppuré.

Robert (Fernand). — *Thèse*, Paris, 1885, n° 234. Quelques accidents septiques dus à la présence de fibromes.

Roberts (Hubert). — *Obstetr. transact.*, 1899, vol. 41, p. 213.

Robinson. — *Associat. med. Journ.*, 1864. Fibr. ramolli et gross.

Robson. — *British gynecol.*, 1890, p. 249. Utérus avec fibrome
abcédé.

Rokitausky. — *Lehrb. der Path. Anat.*, t. III, p. 480 et 483. Fibrome suppuré adh. au rectum.

Rotureau. — *Soc. anat.*, 1842, p. 135.

Routier. — *Médecine moderne*, 1889, 935.
— 		*Soc. chirurgic.*, 30 mars 1898.

Roux. — *Journal de médecine*, 1801. Mém. sur les polypes utérins: fibrome ayant perforé le vagin.

Roehring. — *Zeit. f. Geburh. u. Gynœk.* Band V, Heft, 2, p. 265.

Sacré. — *Journ. medec. chir.* Bruxelles, 1890, XC, 782. Fibromes et kystes purulents.

Salius. — 113ᵉ pract. Altomari cité par Schenk. *Observ. med. rar.* Francof., 1665, p. 649, liv. IV. Lapides in utero nati.

Saugier. — *Thèse*, Strasbourg, 1865. Gangrène d'utérus.

Savage. — *Birmingham med. Rev.* 1880, n. s., III, 84. Myome et pyémie.

Scanzoni. — Traité pratique des maladies des org. sexuels de la femme (1858).

Schenk. — *Observ. med. rar.* Francof., 1665, p. 649, liv. IV.

Schrœder. — Maladies des org. génit. de la femme. Trad. franç., 1886.

Segond. — *Progrès médical,* 1897, p. 97.

Sevastopoulo. — *Thèse,* Paris, 1875, n° 259. Des hystéromes.

Seyfert-Saxinger. — *Prager Vierteljahrsschr.,* 1868, t. I, p. 89.

Simpson. — *Clin. Obst. et Gynec.,* trad. p. Chantreuil, 1874, p. 675.

Southwick. — *Tr. am. Inst. Homœop. Philad.,* 1890, XIII, 298. Trait. des suppurat. des fibromes p. galvanopunct.

Spiegelberg. — *Monatscrif. f. Geb.,* 1866, p. 429.

Synety (De). — Man. de gynécolog., 1879, p. 380.

    — Article Utérus du *Dict. Dechambre,* t. 99, 1886.

    — et Danlos. — Article utérus du *Dict. Jaccoud,* t. 37, Paris, 1888.

Tarnier. — *Ann. gynéc.,* 1879.

Terrillon. — *Soc. anat.,* 1872, p. 104.

    — *Soc. chirurgic.,* 1889, p. 117 et 537.

Thirion. — *Journ. méd.,* Bruxelles, 1847. Gangrène centrale d'un myome.

Trélat. — *Progrès méd.,* 1880, 1051. Myome hydrorrh., péritonite purulente.

Tridondani. — *Annali di obstetr. gynec.,* 1899, 386. Histol. des myomes.

Turner. — *Thèse,* Paris, 1900. Trait. chir. des myomes gravid.

Tyson. — *Philad. med. Times*, 1873-4, t. IV, p. 371.

Vandervelde. — *Journal med. chir.* Bruxelles. 1895, p. 177. Anat. des myomes.

Varnier. — *Ann. gynéc.*, 1886, XXVI, p. 18. Fibrome, gross., péritonite.

Vautrin. — *Ann. gynéc.*, 1898, I, p. 89.

— *Semaine gynéc.*, 1898, III, 297. Sphacèle des myomes.

Verneuil. — *Soc. anat.*, 1864, p. 46.

Veyssière. — *Soc. anat.*, juin 1870; oct. 1873. Myome s. perit. supp.

Viardin. — *Soc. anat.*, 1834, p. 43.

Virchow. — Path. des tumeurs, traduct. française p. Aronssohn, t. 3, p. 351.

Vogel. — *Icones. histol. Path.*, p. 14.

Washburn. — *Bost. med. and surg. Journ.*, 29 avril 1897. Fibr. multiples suppurés.

Wheaton. — *Obst. transact. Lond.*, 1892, t. XXXIV, p. 117. Microcoq. dans un fibrome supp.

Weiss (T.). — *Gazette des hôp.*, 1884, 291. Sphacèle des fibromes.

Worship. — *Obst. transac.*, 1873. Fibr. et grossesse.

Ziemssen. — *Virchow's Archiv*, t. XVII, p. 340.

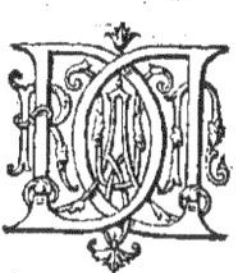

CHARTRES — IMPRIMERIE DURAND, RUE FULBERT

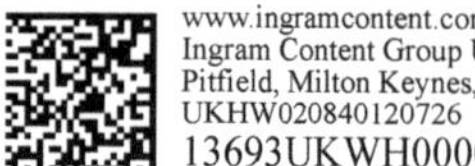

9 782019 267728